湛庐 CHEERS

与最聪明的人共同进化

HERE COMES EVERYBODY

U0233167

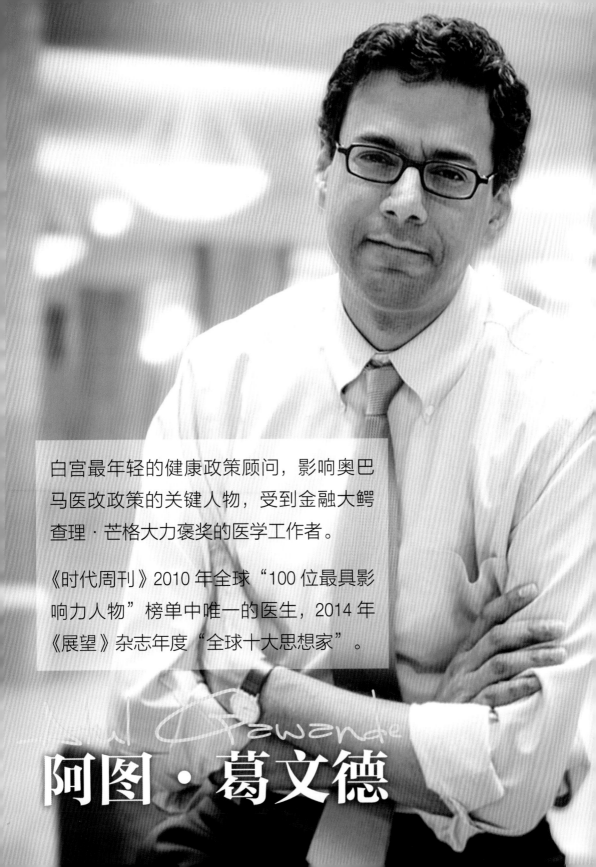

白宫最年轻的健康政策顾问，影响奥巴
马医改政策的关键人物，受到金融大鳄
查理·芒格大力褒奖的医学工作者。

《时代周刊》2010 年全球"100 位最具影
响力人物"榜单中唯一的医生，2014 年
《展望》杂志年度"全球十大思想家"。

阿图·葛文德

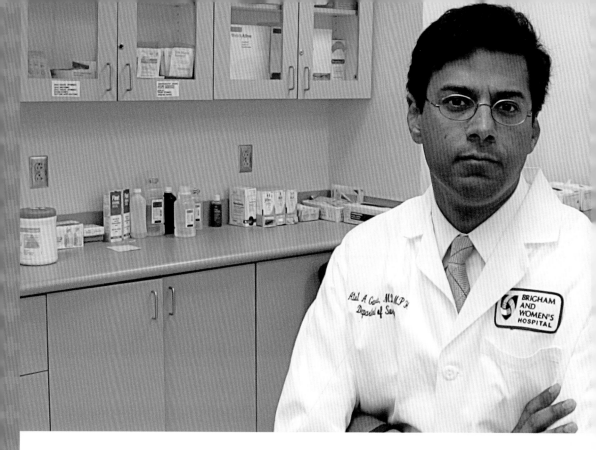

克林顿政府最年轻的卫生医疗政策高级顾问

阿图出生在纽约布鲁克林区一个医生世家。作为印度新移民的后代，阿图成长在西方文化和教育环境下，先后就读于斯坦福大学、牛津大学和哈佛医学院。在牛津大学攻读著名的 PPE 专业（哲学、政治和经济学）的经历，对他在医学人文思想和社会支持方面的看法产生了巨大影响。他在哈佛医学院就读期间，恰逢克林顿竞选美国总统，他成为卫生保健部门中的一员。克林顿就职美国总统之后，他成为克林顿卫生与人类服务部的高级顾问，指导由 3 个委员会组成的 75 人医疗小组，那年他只有 27 岁。

影响世界的医生

完成学业后，阿图成为了外科医生，但是他不只将自己的工作局限在手术台前。面对医疗行业中的一些顽疾，他亲自参与并主导了全球手术清单的研发和实施，呼吁医护人员使用最简单、却被证明很有效的清单来改变工作方式。这个项目大大降低了手术中因感染造成的死亡率。在全球 8 个城市（其中既有印度德里，也有加拿大多伦多）执行、推广了这份清单后，死亡率降低了 47%——比任何一种药物都管用。

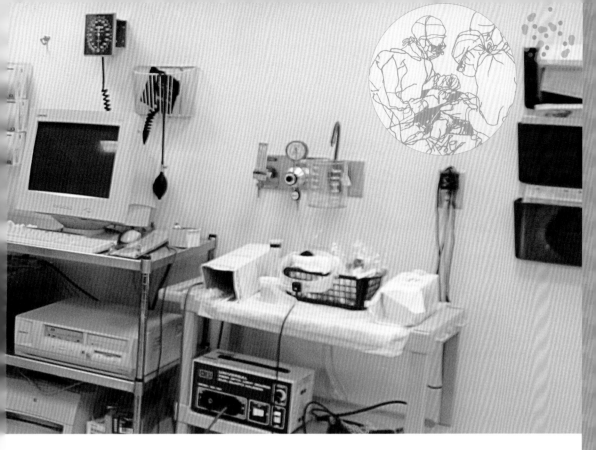

奥巴马医改的关键之笔

阿图积极主动地普及医学知识，对医疗体制进行思考与变革，他创造性的工作让他在 2006 年获得美国麦克阿瑟天才奖，2009 年荣获哈斯丁斯中心大奖，2004 年被《新闻周刊》评为"20 位最具影响力的南亚人物"之一，2010 年入选《时代周刊》"100 位最具影响力人物"，是此份名单上唯一的医生。

阿图医生从 1998 年开始为《纽约客》撰写大量医疗观察类文章，见解极为深刻。2009 年 6 月，阿图在《纽约客》上发表了一篇文章《成本的难题》（*The Cost Conundrum*）探讨医疗费用问题。文中指出，美国的医疗服务及成本存在巨大的区域差距，而卫生保健支出居高不下的主要原因是医生通过过度医疗提高收入。这篇文章成了医改的催化剂。奥巴马推荐白宫官员必须阅读这篇文章，文中的一些观点已经成为国会立法者们经常引用的论据。

扫码直达
阿图 TED 大会演讲视频

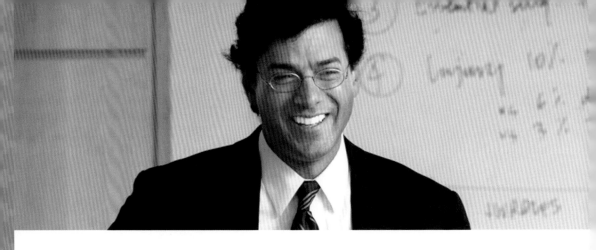

ATUL GAWANDE

来自金融大鳄的支票

阿图在《纽约客》上的文章不仅触动了奥巴马，同时也得到了金融大鳄查理·芒格的赞赏。看完这篇文章后，他立即给阿图寄上了一张两万美元的支票。

巴菲特在知名财经频道 CNBC 的 *Squawk Box* 节目上回忆起这件事："……那绝对是一篇伟大的文章，我的搭档查理·芒格坐下来，立即写了一张两万美元的支票。他从来没有见过阿图，他们也从未有过任何信件往来，他只是将支票寄给了《纽约客》。他说：'这篇文章对社会非常有用，我要把这份礼物送给葛文德医生。'"而阿图确实也收到了这张支票，但他没有存入个人账户，而是捐给了其所在的布莱根妇女医院的外科和公共卫生部。

ATUL GAWANDE

医生中最会写作的人

除了医术精湛、积极参与公共事务，阿图在写作方面的成就更是卓越，他的专栏文章在美国公众中反响巨大，同时也斩获了众多文学奖项。他先后获得 2003 年美国最佳短篇奖、2002 及 2009 年美国最佳科学短篇奖、2011 年美国最佳科学和自然写作奖等多个写作大奖。他出版过的 4 本书，其中 3 本都是《纽约时报》畅销书，入选亚马逊年度十大好书。《最好的告别》更是荣获 2014 年众多媒体大奖。

在美国，很多医学院里那些有志于当作家的医学生会被称为"阿图·葛文德"。

作者演讲洽谈，请联系
speech@cheerspublishing.com

更多相关资讯，请关注

湛庐文化微信订阅号

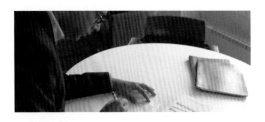

Complications

A Surgeon's Notes
on an Imperfect Science

医生的修炼

在不完美中探索行医的真相

〔美〕阿图·葛文德（Atul Gawande）◎著

王一方◎主编 欧冶◎译

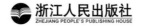
浙江人民出版社
ZHEJIANG PEOPLE'S PUBLISHING HOUSE

Complications

A Surgeon's
Notes on
an Imperfect
Science

总序

了不起的葛文德

生命之思与医学之悟

王一方

北京大学医学部 教授

如今的阅读多少带些偶像情结，让大家读读葛文德得给个理由先。他是何方神圣？首先，他服务的机构在国人眼里颇为荣耀——美国波士顿的哈佛大学医学院，职位是外科教授。大伙儿印象中的外科大夫大多比较明快、潇洒，他也不例外。更厉害的是，这位老兄还是世界卫生组织（WHO）全球病患安全挑战项目负责人，克林顿、奥巴马两届美国民主党政府的医改顾问。这说明什么呢？能耐与境界，够水准。不过，读书不是读身份，要读文章气象，还要读文字品味，是否优美、雅致？这一点也不含糊，这位外科医生不仅手术做得漂亮，文字也够典雅，他是一位畅销书作家，风韵杂志《纽约客》上有他的专栏。

打开葛文德的档案袋，你会发现，这位天才并非纯正的美国佬，而是印度移民的后裔，从照片上看就是一个印度文艺青年的范儿。他的父母都是医生，符合美国人"医不三世，不服其药"（讲究医学世家）的传统。他1987 年毕业于美国西海岸的斯坦福大学，两年后从伦敦郊外的牛津大学贝利奥尔学院挣回一个哲学、政治与经济学的学位，谁知他校园情缘还未了，1995 年毕业于哈佛大学，这一回拿了医学博士，还不满足，回身又在哈佛取了一个公共卫生硕士。

葛文德的书映射的是他的生命之思与医学之悟。在葛文德看来，医学之美在于思维之花的绽放，从不思（老师教，学生练）到寻思，从浅思到深思，从顺思到反思，从技术之思到哲理之思。阿图·葛文德三本书的书名就充满哲学意味和宿命感：《医生的修炼》+《医生的精进》+《最好的告别》，生命必须穿越复杂性（混乱、麻烦、不确定性、偶然性、多样性），然后追逐纯美的境界，但完美永远无法抵达，生命必然走向涅槃。

无论是医生，还是患者，都要接纳临床的复杂性，预设一份豁达，才能体验技术征服、超越后的愉悦；才能体验到医术是心术，不可先知、不可全知的不确定性。一半是直觉思维（叙事思维），一半是循证思维（精准医疗），两者水乳交融；一会儿是直觉后的循证，一会儿是循证后的直觉。外科干的是手艺活（鹰眼、狮心、女人手），蕴含着高度的技巧化，流淌着手艺思维。好的外科医生应该关注手艺的养成，品味手术的境界（炉火纯青）。医学的奥妙就在于超越不确定性去追求完美，这可能吗？葛文德在书中描述的印度医生的故事告诉我们：低配置＋高效率，完全有可能！

其中一个案例是印度乡镇医生用腹腔镜修补消化性溃疡穿孔的奇迹。印度的消化性溃疡病例很多，而且大多病情严重，许多人一直到发生穿孔才来就医。一位叫莫特瓦的基层大夫发明了一种新的手术方法，用腹腔镜修补穿孔性溃疡，手术切口只有 0.6 厘米，平均费时 45 分钟。葛文德现场观摩过这样的手术，使用价格低廉而老旧的腹腔镜设备，莫特瓦手法一流，动作敏捷。结果显示，他的手术比起传统的开腹手术并发症少、恢复快，在印度南部尘土飞扬的偏僻小镇上，创造了世界一流的腹部外科手术，令美国同行刮目相看。

阿图·葛文德在《医生的修炼》一书中讲述了亲历的十几个故事，通过这些故事揭示了临床医生的精神发育历程。临床医学分科越来越细，专科化、专门化的趋势不可遏制，临床医生的成长必然经历"小专科＋大人文"的蜕变历程。第一个故事是关于他早年经历的新手上路的疑惑与开悟，外科的历练从柳叶刀开始，初为医生，还必须学习并熟练掌握中央静脉导管的安置术。这个活儿可不好干，反反复复，跌跌撞撞，才算闯关成功。因此，从踏上从医之路的第一天起，他就发现医学的永恒困惑——不确定性的前提（缺损配置）与对完美结局（无缺陷）的希冀。医生每天都要面对变化莫测的疾病和病人，信息不充分，基础理论（病因、病理）也不明了，医生个体的知识、能力、经验都不平衡，但无论资深人士，还是毛头小子，却都要作出近乎完美的临床应对，达到患者对疗效的最优预期。

即使到了高年资阶段，他依然认为医学中最大的困惑还是不确定性。病人因为无法确诊而惶恐不安，医生因为不能确诊而左右为难，医疗费用因为不确定性的探究而节节攀升，社会舆论因为不确定性而质疑医学的科学性。在形形色色的不确定性煎熬中，医生应该转变自己的态度，不把呈现确定性作为职业的唯一价值，转而以友善与共情去安抚惶惑的病人和躁动的家属。他还有一个不同凡响的理念：诊疗中的不确定性使法律问题根本无法厘清，无法知道医疗风险究竟来自于疾病自身的不确定性转归（不可抗力的凶险），还是应该归咎于医生的过失。因此，贸然起诉某个医生成为一个前提谬误的命题。

　　临床中，要战胜医学的不确定性，信心与技巧都是从实践中习得的，但这都必须以活生生的病人作为训练对象，但谁又愿意把自己作为新手的练习对象呢？如果谁都不愿意做此让步，那么，成熟的医生如何出位呢？医学院教学医院每一天都在给病人最好的治疗、照顾与给医学新人增加练习机会之间犯愁。临床医学的进步无法消减技术试运行阶段和新人试手阶段的代价。为保证病人安全，要尽可能缩短，甚至消灭技术的学习与适应阶段。

　　葛文德在书中还谈及外科机器人与人机博弈命题。如今，达芬奇机器人已经成为许多三甲医院的常规配置，人们对此充满乐观，其实，这背后隐藏着人机博弈的阴影。1996 年，瑞典兰德大学附属医院负责心脏监护的资深专家沃林主任与电脑识别仪比赛，分别对 2 240 份心电图资料（其中一半是问题心电图）进行分析识别，结果，沃林识别出 620 份，电脑识别出738 份，电脑仪以 20% 的优势击败资深专家。几乎在所有的竞赛中，电脑要么与人类战平，要么胜过人类。或许数码医疗的前景是水火不容，不是相辅相成。对立的观点认为智能机器人的冰冷服务会消解医疗中的人性温度，使病人更加孤独。而互洽的观点则支持医生摆脱事务性纷扰，专注于医疗中的人性关怀。

　　葛文德常常问一些很傻的问题，譬如"医生为什么需要年会"，答案是医疗年会是名利场，也是医生相互学术欣赏和精神取暖的地方，年会将满足医生内心深处的孤独与交往渴望，缓解孤岛生存境遇，收获心灵慰藉。他感叹收入 6 位数的医生最爱厂商散发的价值才几美元的小礼物，其实是以此作为自己出席年会的见证。在年会上他有一个意外的发现，呆呆的医生们太专注于当下，而漠视学科历史。有一个复制外科历史文献的摊位门庭冷落，引起了他的悲悯和敬畏。

　　在医生队伍里，常常会有一些问题医生需要矫正，问题是医疗过失并不集中在个别医生头上，如何区分坏医生的恶意伤害与好医生的概率差错？美国的问题医生各种各样：酗酒、吸毒、好色（性骚扰或性侵）、责任感丧失、毫无同情心、贪婪。在《医生的修炼》一书中提到了一位叫哈里森的问题医生，详细分析了他的心灵堕落史。当然，问题医生会面对同行的责难，但是，最终的拯救行动必须靠专业的矫治中心。不然，让问题医生泛滥才想到行业自救似乎就太晚了。

在《医生的精进》一书中也有很多有趣的故事，如"洗手这回事""医疗中的性骚扰"（并非只是问题医生骚扰病人，也有问题病人骚扰医生）"薪酬的奥秘""死刑室里的医生""一个都不要放弃""产房里的故事""印度之行"，细细品味，韵味无穷。

很显然，即使是医神，也不能宣称自己全知全能。一次，朋友问了葛文德一个医学问题："腹腔神经丛（solar plexus）到底在哪儿？"他被问住了。朋友讥讽他："你这医生到底干什么吃的，这都不懂？！"生活中，"灯下黑"的境遇比比皆是：他的妻子曾遭遇两次流产，第一个孩子出生时主动脉缺失；女儿曾因为跌倒弄到肘部脱臼，而他却没有意识到；妻子也曾在某个从未听说过的手腕部位韧带撕裂过。每每遭遇这类事情时，他都觉得自己的医学知识太贫乏了。在他看来，医生需要掌握的知识在容量和复杂程度上已经大大超出了个体所能承载的极限，根本就没人能全部掌握并理解这些知识。结果，医生和科学家们的分工越来越细微、越来越专业化。如果我无法处理13 600种疾病，那好，也许50种我可以应付得来——或者至少有一种疾病是我主攻的。就这样，医生变成了一位专家，关心的只是自己专业范围之内的事，而医学能否让整个医疗系统更好地造福人类这一层次的问题，渐渐不在我们的考虑范畴之内。出路在哪里？医学需要整个系统的成功运作，这个系统包括人和技术，其中最大的困难是如何使他们协同工作，光有一流的配套设施是不够的。

他提到一个百密一疏、功亏一篑的案例。史密斯先生 34 岁那年遭遇了一场车祸，腿部、盆骨和手臂骨折，双肺衰竭，内出血不止。医院的外伤治疗小组立即投入了抢救，他们将断裂的腿、盆骨和手臂固定住，在胸腔两侧插入导管对肺部进行再扩展，输血并摘取了因破裂而出血不止的脾脏。三个星期后，史密斯终于熬了过来。临床医生们几乎每件小事都做到了最好，但他们忽略了一个小小的细节：忘记给史密斯打疫苗了。对于每个接受脾脏摘除手术的病人来说，疫苗必须打，因为疫苗会帮助对抗侵犯人体的三种病菌。外科医生以为 ICU 医生会打，ICU 医生以为初级护理师会打，而初级护理师以为外科医生已经打过了，大家都忘了。两年以后，史密斯在海滩度假时偶发链球菌感染，感染迅速蔓延。虽然史密斯最终幸存了下来，但代价是手指、脚趾全部切除。

在美国，接受过紧急脾脏切除手术的病人中，进行过基础疫苗接种的人只有一半。为什么病人接受的治疗是不达标的？解决问题的答案在于我们没有认识到科学的复杂性已经从根本上改变了医学领域，那种靠一个工匠式的医师拟定一个治疗方案就可以挽救病人的年代已经一去不复返了。我们必须向机械工程师学习，让各部分配件配合默契，在为人类提供救助和慰藉时，于细微之处让整个系统张弛有度，获得上佳表现。这个行业需要科学（规范），需要艺术（直觉），需要革新（创造），也需要谦卑（敬畏）。

在新书《最好的告别》中，葛文德变得宿命起来，他深知，医学再怎么发愤图强，依然无法摆脱一个很确定的结局，那就是永远也无法战胜死神，生命的最后一课必定是衰老与死亡。于是，刚刚满 50 岁的葛文德把目光聚焦于人类的衰老和死亡的逼近与应对。他依然是给大家讲故事，讲他妻子姥姥高龄独居的故事（从自信走向自欺，再到可悲的历程）；讲一对医学专家夫妇一步一步迈入衰老栈道，亲历失能、失明、失智，生活品质逐渐下滑，最后滑向深渊的故事；讲一个有创意的社区医生突发奇想，改造传统养老机构的故事（一个允许喂养宠物的决定令养老院顿时生机盎然）。还有美国的普通家庭如何为养老奉亲承受难以负担的经济压力，社会福利养老机构总是有各种死角和盲点，而居家养老又无法提供社群交往的支撑。这些矛盾几乎无法调和。

恋生恶死是人之常态，但死亡面前人人平等，无论你是国王，还是车夫，是大亨，还是乞丐，地位与金钱都无法改变个体生命必死的事实。人生的最后一道考题就是如何面对死神的召唤，恐惧、沮丧、忧伤是人之常情，再坚强、豁达的人在死神面前也无法高傲、从容起来。现世的花红柳绿、死亡过程的挣扎抗拒和对于来世的困惑迷茫都是死亡降临时不可避免的纠结。但是无论怎样纠结，我们还是需要迈过那一道门槛，去远方遨游。如何安顿这颗不安的灵魂，是现代安宁缓和医疗的首要课题，也是每个凡人需要借助灵魂修炼才能坦然面对的生命节目。

从对医学不确定性的认知到对死亡必然性的豁然，葛文德大夫完成了一个医生最完美的精神发育，也昭示了现代医学在高技术、高消费驱使下飙车遇阻（衰老死亡是最后的刹车）的警醒。死生有度，生命无常，原来，这么朴实的真谛却需要我们用人生那宝贵的"30 000 天"的一大半来点拨、感悟，真是应了孔老夫子那句名言：五十而知天命。

王一方 ··················

国内知名医学人文学者，北京大学医学人文研究院教授，北京大学科学史与科学哲学中心研究员。为北京大学医学部博士生、硕士生主讲医学哲学、医学思想史、健康传播、生死观等课程。

你了解外科那些事吗?

- 人们在身体没有患病和受伤的时候,也会感受到疼痛,这是真的吗?

  A. 真

  B. 假

- 医生在为每一位病人进行诊断的时候,都应该运用"决策分析"的方法,对所有的选择产生的结果进行估算,即便需要花费几天的时间。这是对的吗?

  A. 对

  B. 错

- 一位 90 岁的老太太患有腹主动脉瘤,医生会诊后决定尽快手术,否则随时会危及生命,但老太太不想冒险手术,认为生死应顺其自然。你认为医生此时应该怎么做?

  A. 极力劝说老太太手术治疗

  B. 请老太太的家人劝说老太太进行手术治疗

  C. 请她和家人商量并尊重老人最后的决定

  D. 先让老太太回家静静,然后再劝她入院治疗

Complications

A Surgeon's
Notes on
an Imperfect
Science

楔子

当简单科学遇到复杂个体

有一次，我正在外科值班，一个20来岁的年轻人身中3弹，被医护人员匆匆抬了进来。病人的脉搏、血压、呼吸等数据一切正常。一个护士用大剪刀剪开了他的衣裤。我从头到脚打量了他一番，试图尽快厘清头绪。我发现伤口在他右臀上，一个大约1厘米的红色血洞。子弹就是从这里进去的，但我并没有找到出口，他身上也没有其他明显的伤口。

他头脑还算清醒，却很害怕。恐怕在他眼里，我们要比子弹恐怖多了。"我没事，"他一再强调，"我很好，真的没事。"但是在直肠检查中，我戴着手套的手指从里面出来时沾满了鲜血。然后，我将导尿管植入了他的身体，刺眼的红色血液也随之从膀胱流了出来。

很明显，流血意味着子弹穿透了他的身体，包括他的直肠和膀胱。我告诉他，形势紧迫，必须马上进行手术。他看着我的眼睛，似乎明白情况不太妙。他不由自主地点点头，几乎是在无意识的情况下把自己的命运交到了我们手中。推车在楼道内疾驰而过，轮子发出"沙沙"的响声，点滴袋在半空中摇曳着，有人将门打开，方便我们通过。在手术室内，麻醉师为他注入了麻醉剂，我们动作迅速，在他的腹部中央立即划了又深又长的一刀，将其切开。之后却发现……里面没有任何异常，子弹并不在这里。

没有出血的迹象，膀胱上也没有弹洞，直肠也很完整，尿液也是正常的黄色。那子弹到底去了哪里？我们只好将X光机推进手术室，对他的骨盆、腹部还有胸部进行X光检查，却始终没有发现那颗子弹的踪迹。这一切的一切很难用语言来解释，太奇怪了！在接下来的一小时内，我们不断寻觅，却一无所获。似乎除了缝合好他的肚子以外什么都做不了。

数日后，我们又为他照了一张腹部X光片，这次结果显示子弹刚好卡在他腹部右上方。我们无法解释这个现象，一颗1厘米的子弹头如何从右臀部转移到腹部上方，而且没有损伤体内任何部位？为什么第一次在手术室中的X光片上没有任何迹象？我们最初看到的血又来自哪里呢？我们一开始为他开的那一刀，甚至比子弹对他的伤害还要大。最终，我们决定放弃，不再为他开刀取出子弹。我们让他留院观察一周，他身上除了我们给他留下的那道又深又长的手术刀口，一切都很正常。

我发现医学真是很奇妙，在很多方面很难解释。风险那么高，病人却信任我们，将性命交付我们，让我们自由发挥。我们将针管刺入病人体内，熟练地操纵着他们体内的化学、生物、物理等一切反应，使他们慢慢失去知觉，处于无意识状态，然后把他们的身体打开，露出五脏六腑。之所以这样做，来源于我们对医学技术持久不变的信心，深知医生这一职业要做什么。不过，当你靠近我们时，近得可以看到我们皱起来的眉头、不解的神情和成功与失败时，你就会发现，医学是如此混乱、麻烦和不确定。

当然，医学也有令人惊奇的地方。在多年从医生涯中，我始终有着这样的感慨：这个职业终究还要以人为本。通常，当我们想到医学和它卓越非凡的神奇法力时，首先闯入我们大脑的就是科学以及战胜脆弱和神秘的勇气，利用化验、机器、药物和手术等方法与疾病和痛苦做对抗。毫无疑问，这就是医学成就的真谛。但是，医生也不是神，有好运的时候，也有倒霉的时候。他可能有古怪的笑声，也可能留着老土的发型。接连看过 3 个病人后，他会无可避免地发现，他所学的知识与现实要求他掌握的技能仍然存在很大差距。因此，他会坚持不懈地继续摸索学习。

∞　　　∞　　　∞　　　∞

最近，有一个小男孩被救护直升机送到了我们医院，我们都叫他安迪。安迪是一个瘦小的、留着小刺头的小学生，他以前一直都很健康，但在最近几周，妈妈发现他总是干咳，而且总是没精打采的。直到两天前，他几乎都不能吃饭，他妈妈凭经验认为他可能是感冒了。然而，那天晚上，他脸色苍白、浑身发抖、喘着粗气，突然间呼吸也变得困难，于是被立刻送到了社区医院。

在急救室中，医生为他带上呼吸机，帮助他呼吸，初步认为他可能是哮喘病发作了。但是 X 光片结果出来后，他们发现他胸腔中间有一大团填充物。为了掌握更详细的情况，他们为他做了 CT 扫描。黑白片清楚地显示出那一团哈密瓜大小的肿块十分密集，围绕着心脏周围的血管，将心脏挤到了一边，并压迫着两肺间的呼吸道。他的右肺已经完全被压垮了，一点空气都进不来。肿块分泌的液体充满了他的右胸，安迪只能靠他的左肺呼吸，而肿块同时也压迫着他的左侧气管。他所在的社区医院没有能力处理这种情况，因此，他们将他转送到我们医院继续接受治疗。我们医院有强大的医疗团队、顶尖的医疗设备，即使这样，也并不意味着我们一定能将他治愈。

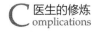
当安迪住进我们的加护病房的时候，他的呼吸声伴有"嗡嗡"声，隔两三张床都可以听到。这种情况表明他有死亡的危险，仅仅是让他躺下都可能引起肿块阻塞呼吸道而使他窒息，给他注射的镇静剂或麻醉剂同样也可能置他于死地。这时，开刀切除肿块是不可能的。化学疗法是我们已知可以消除肿块的方法，但需要几天的时间。问题是，如何能替这孩子争取些时间？他是否能撑过今晚都是未知数。

我们安排了两个护士、一个麻醉师、一个初级儿科专家和三个住院医生（我也是其中之一）守在安迪的病床边照顾他；一个资深的小儿外科专家正从家中赶来；一个肿瘤科专家也正在来医院的路上。一个护士将枕头放在安迪的身后，使他尽可能坐直。另一个护士将氧气罩放在他脸上，并接好监视器，观察他的生命迹象。他的眼睛睁得大大的，充满了恐惧，呼吸速度比正常速度快了两倍。他的家人正搭车赶来，可还需要一段时间。但是他表现得很可爱、很勇敢，一个孩子能做到的往往超乎你的想象。

我的第一直觉是让麻醉科医生先给他做气管插管，趁着肿块还没有完全堵住呼吸道。但是麻醉科医生认为这是在开玩笑，要将管子插入一个没有麻醉且坐着的孩子的呼吸道里，简直不可能。

初级儿科专家紧接着提出另一个建议：如果我们将导管插入小孩的右胸腔，将肿块的积液排出来，也许肿块就会从左肺倾斜向右边，缓解对左肺的压迫？我们打电话给资深小儿外科专家商讨这个方法。然而，他认为这样做会使情况更糟糕。你一旦移动了巨石，如何能确定石头滚动的方向？但是大家没有更好的主意，他也只好同意先动手试试了。

我尽可能简单地向安迪解释我们将要做什么，我怀疑他是否能听懂，但在这个时候，能否听懂已经不重要了。我们准备好手术所需的一切工具，两个人紧紧地抓着安迪，另一个人在他的肋骨之间注入了局部麻醉剂，然后用手术刀在他的胸部开了一个口，再把一根45厘米长的导管放进去。大量鲜血从导管中不断地涌出。这一刻，我害怕我们真的让情况变得更糟了，但结果显示，肿块果然向右边倾斜了，两肺的呼吸道畅通了。安迪的呼吸立刻变得轻松多了，声音也小了许多。我们盯着他看了好几分钟，才确信我们真的做到了。

对于这样的结果，我一直感到十分惊讶。手术能成功，完全是靠运气，简直就是在黑暗中的一次摸索。我们都没想过，如果失败了，要如何去补救。之后，当我在图书馆查阅相似的病例报告时，才发现确实还有其他更好的选择，其中最安全的处理方法应该是帮他装一个人工心肺机。后来，我们讨论这件事时，我发现没有一个人后悔当初那么做。安迪得救了才是最重要的，这才是目的。

∞　　　　∞　　　　∞　　　　∞

这些生死时刻是真真切切地发生过的，当时牵动着多少人的心。这本书也正是从这些时刻写起的，记录着我在工作中看到的、感觉到的一切。我们期待医疗过程能够有条不紊、井然有序，然而，事实并不如我们所愿。

医学并不是一门完美的科学，而是一个时刻变幻、难以琢磨的知识系统。不断进步的科学技术指引着我们，当然也有习惯和本能，还要靠一些经验，有时还有运气，然而我们知道的和我们追求的目标之间总会存在一段差距，不过正是这个差距驱使我们更努力地做每一件事。

我是一名外科住院医生。时间飞逝，转眼间，将近8年的外科训练就要结束了。本书正是对这段时期中那些让我永生难忘的精彩瞬间的记录。作为一名住院医生，我可以从特殊的"局内人"位置看待医学，这是很重要的一点。

　　在某些方面，外科手术好像是一种研究医学的不确定性以及谜一样的难题的方法。外科手术同医学一样，正在走向高科技时代，但即便是最优秀的外科医生也深深地认识到，科学和人类技术是有限的。然而，有些时刻容不得我们考虑这些，比如，在手术台上。

　　本书描写的那些疑难杂症和不可思议的事件，不仅仅来源于医学中那些令人无法理解的谜题，更代表着医生对探索医学的不确定性和难题的渴望。一些问题在教科书上并不能找到确切的答案，这就是医学，它令我感到迷惑，有时也让我感到异常兴奋。

　　在本书中，我展现的并不仅仅是我的观点，还有周围的患者和医生等人的各种想法。总之，对我来说，每天给病人看病是我最大的乐趣。当简单的科学遇到错综复杂的个体生命时会发生什么呢？我很好奇。医学普遍存在于现实生活中，但它却保持神秘，常常令人难以琢磨。有时，我们将医学看得过于完美，其实，它并没有那么神奇。

Complications

A Surgeon's
Notes on
an Imperfect
Science

目录

总序　　了不起的葛文德　　　　　　　　/ I
楔子　　当简单科学遇到复杂个体　　　　/ IX

第一部分　熟能无过

01　一把刀的修炼　　　　　　　　　/ 003

我把手术刀放在病人皮肤上，划下第一刀。这种感受实在太
奇特了，会让人欲罢不能，它混合了见血的亢奋、担心出错
的焦虑和坚定不移的成功信念。

02　像机器一样精准　　　　　　　　/ 025

长久以来，西方医学界不断追求的一个目标就是近乎机器的
完美。怎样才能达到这种程度呢？要诀就是"多做"，连续不
断地做，有朝一日自然会像庖丁解牛一样熟练而精准。

03 切烂的喉咙 / 035

我在她脖子上摸索着，寻找甲状软骨的突起，但只摸到一层层脂肪，找不到可以下手的地方。该切下去吗？是横切还是纵切？我真痛恨自己。没有一个外科医师会犹豫不决，而我竟这般踌躇。

04 9 000 个医生的嘉年华 / 059

主办单位安排了 3 间放映室，接连 6 天从早到晚播放手术视频，我看得目眩神迷。片中呈现了各种手术，有大胆的，有精细的，还有既简单又高明、令人拍案叫绝的处理方法。

05 好医生是怎么变坏的 / 071

曾经负责尽职的医生最终堕落的例子比比皆是。根据多项研究，医生酒精成瘾的问题并不会比一般人罕见。另外，由于更容易取得药物和麻醉药品，医生也更可能滥用药物。

第二部分 难解之谜

06 13 号、星期五、月圆夜 / 091

我自认为是个头脑清楚、训练有素的医生，不会被这些迷信的念头击败，于是，我去了图书馆，想找出有关 13 号星期五的科学研究报告，看看这天是不是真的不吉利。

07 疼痛的迷雾 / 097

针对慢性疼痛的治疗，除了要完成详尽的身体检查，也要了解病人所在的社会环境中是否存在问题。慢性疼痛往往不是因为我们身体里面出了毛病，而是我们身体外部的问题造成的。

08 孕吐 30 周 / 111

安娜的情况越来越糟，但她完全不考虑人工流产，因为每天，护士都会推着 B 超机来到她床边，她能听到子宫里两颗小小的心脏在扑通扑通地跳着。这就够了，她决心奋战到底。

09 一说话就脸红的女主播 / 127

登上主播台后，她发现自己总会忍不住脸红，连鸡毛蒜皮的小事都能让她双颊绯红，比如播报时突然忘了词，或是发觉自己讲话速度太快，在那一刹那，她已满面通红。

10 吃个不停的人 / 143

医生详细地向威廉解说了胃绕道手术的原理，也坦白地告诉他，这种手术的死亡率约为千分之五。因为肥胖，威廉已经失去了工作、尊严和健康，他决定放手一搏，手术是他唯一的希望。

第三部分 世事难料

11 最后的一刀 / 167

今天，我们有电脑断层扫描、超声波等利器，病人去世时，我们早就知道死因了，尸体解剖等于多此一举。我本来是这么想的，然而，有一个病人改变了我的想法。

12 死因"未明"的 8 个婴儿 / 183

尽管尸体解剖报告单上写着"死因：未明"，我们还是希望医生能找出比较充分的解释。30 年过去了，那 8 个婴儿的猝死之谜的真相，似乎终于露出端倪。

13　医疗决定谁来做　　　　　/ 191

你在生病的时候，必须做出明智的选择，知道什么时候该听别人的话，什么时候该坦率表达出自己的意见。即使选择不自己下决定，也应向医生问清楚。

14　成功会有时　　　　　/ 211

引起坏死性筋膜炎的细菌会长驱直入，侵入深层肌肤，随即在筋膜处大肆破坏，所有的软组织无一幸免。在刚发现的时候就进行彻底的清创手术，患者才有存活的机会。

COMPLICATIONS

A Surgeon's

Notes on

an Imperfect

Science

第一部分

孰能无过

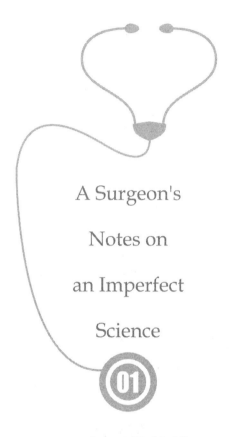

COMPLICATIONS

A Surgeon's
Notes on
an Imperfect
Science

01

一把刀的修炼

　　我把手术刀放在病人皮肤上，划下第一刀。这种感受实在太奇特了，会让人欲罢不能，它混合了见血的亢奋、担心出错的焦虑和坚定不移的成功信念。

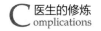
我是菜鸟

病人需要植入中心静脉导管。住院部主任说："这是你的一次机会！你先去做准备吧，准备好了再通知我。"

这是我进入外科的第四周。在这之前，我从来没有做过这类手术。我的白大褂的口袋里装得满满的：病人的检查结果单、心肺复苏术（CPR）操作守则卡片、两本外科设备手册、一个听诊器、急救包、餐票、笔形手电筒、剪刀和一堆加起来约1美元的硬币。

我爬上楼梯，走向病房，内心一直忐忑不安。我不断告诉自己，一切都会好的，我终于可以亲自操刀了。

我的病人是一个50多岁的、胖胖的、很安静的中年男子，他的腹部一周前开过刀，直到现在肠胃功能还不是很好，不能吃东西。我向他解释说我们将通过静脉为他补充营养，因此必须在他的胸腔内装一个"特殊的导管"。我告诉他，他只需要躺在床上，我们会把管子放进去，而且为了避免疼痛，我们将为他注射麻醉剂。可我并没有告诉他，管子有20厘米长，而且这根管子将直接进入心脏的大血管。我也没说，这个手术存在很大风险，如果医生没有真本事会很难完成。"可能会有一点点风险，"我对他说，"比如出血或肺萎陷。"如果是个经验丰富的医生来做这个手术，出现这种问题的概率很小，每100个都碰不到1个。

当然，目前我并不是一个经验丰富的资深医生，而且之前有个住院医生就把这个手术做砸了，病人大出血，不幸死亡。还有一个住院医生失手将导管插入病人的心脏深处，结果必须打开胸腔来调整导管位置。这些可都是真实发生过的，而我却没有告诉眼前这位病人。我只问他："可以帮你装导管吗？"他说："好。"于是我便开始动手了。

∞　　　　∞　　　　∞　　　　∞

我看过苏医生做这个手术两次，一次就在前一天，我全神贯注地观看了每一个步骤。

她把所有需要的工具器械准备好，让病人平躺在床上，然后将一卷医用毛巾垫在他的肩胛骨下面，让他的胸呈拱形突出。我看着她用消毒棉棒涂抹病人的胸部，然后注射利多卡因（一种局部麻醉剂）。接着，穿戴着无菌手术服和手套的她将针筒戳入了病人胸部靠近锁骨的地方。那针又粗又长，病人却没有丝毫反应。

苏医生告诉我怎样做才能避免伤到肺脏，还教我如何找到锁骨下面的静脉血管——一条位于肺部顶端、直通胸腔大静脉的血管，她告诉我，"针要垂直戳入锁骨正下方"。她几乎一气推到底，然后回抽针筒，抽出来的血呈暗红色，这表明她成功了。她说："如果抽出来的血是鲜红色的，就说明戳到动脉了，那可不太妙！"

把针戳入静脉血管以后，你就得把静脉壁上的洞扩大些——这样才方便导管进入，然后将导管朝着心脏的方向推。整个过程不能伤及血管、肺脏

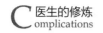
或其他部位。"为了确保做到这一点,"苏医生说,"你要先用金属线定好位置。"她取下针筒,针头留在原处,血从针头接口处流了出来。然后她拿起一根60厘米长的类似电吉他弦的金属线,从针孔穿进去,直到整条金属线都进入静脉血管。她提醒我说:"千万不要强行穿入,也不要放手,让它自己进去,但一定要控制好它。"心脏监护仪发出了一连串短促的嘟嘟声,说明金属线碰到心脏了。苏医生立刻将金属线扯出两三厘米。她小声对我说:"我猜我们已经到达目的地了。"然后又对病人说:"你表现得很好,再有几分钟就做完了。"

她把针头取出来,拿起又粗又硬的血管扩张器插进去,使静脉孔扩大。接着,她取出扩张器,将一根黄色、细长、柔软的中心静脉导管顺着金属线放了进去,再将金属线拿出来。她用肝磷脂溶液清洗了导管,然后将它缝在他的胸口上。手术圆满结束。

现在轮到我亲自动手了。我将所有需要用到的工具器械摆放好,包括中心静脉导管、无菌手术服、手套、帽子、口罩、麻醉剂,单是准备这些,我就觉得好像花了很长时间。东西准备就绪后,我来到病房。站在病房门口,我迟迟不敢推门进去,反复回忆着每一步要怎么做。唉,真令人沮丧,怎么想都感觉心里没底。可是,我没有时间再拖了,还有很多事情等着我去做,这些事情足够写满一页纸:

> 艾梅小姐要办理出院手续;巴布先生准备做腹部超声波;卡拉太太需要拔出肘关节处的钢钉……每15分钟或者更短时间就有人呼叫我,然后又有一大堆事要做——内伊先生恶心呕吐,快去看看怎么回事;南希小姐的家属来了,去招呼他们;特鲁先生需要泻药,等等。

我深深吸了一口气，摆出一副万事 OK 的表情，努力安慰自己：嗯，没问题，我知道该怎么做。然后推门进了病房。

我把准备好的工具放在床边的桌子上，从后面解开病人穿的袍子，让他平躺在床上。我打开床头的照明灯，把床升高到合适的高度，然后呼叫苏医生过来。我穿戴好无菌手术服和手套，抽了 5 毫升的麻醉剂，拿了两根棉棒放在碘酒中，然后打开缝合包。我已经做好了一切准备。

苏医生到了，问道："血小板是多少？"[①]

我答不上来，因为太紧张而忘了检查。她到电脑前查了下数据，结果显示正常。

我怀着歉疚的心情，拿起消毒棉棒给病人的胸部消毒。"给他垫布卷了没？"苏医生问道。天呐，我又忘了！病人怀疑地看了我一眼，苏医生却没再说什么。我把卷好的毛巾垫在了病人的肩胛骨下，然后拿起无菌铺单（用来遮盖病人不需做手术的部位）给他盖上，只露出右胸部。病人显得有些紧张，身体也不自觉地微微晃动，铺单因为他的动作而向下滑动了些。苏医生正在检查我准备的东西。"用来冲洗导管的注射器呢？"哎呀，我又忘了。她自己出去拿了一个。

∞　　　　　∞　　　　　∞　　　　　∞

我在病人胸部寻找适合下针的位置。"这里可以吗？"我用眼神询问着苏医生，不想再去打击我手下的这位病人。她点点头。我生硬地将麻醉剂注射到病人体内。"先生，您现在会觉得有热热的东西刺进去。"我对病人说。然后，我拿起近 8 厘米长的针，插入病人皮肤。我慢慢地、不确定地将

----

① 这个数据很重要，如果病人血小板量过低，可能引起大出血。——译者注

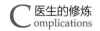
针向里推，每次只前进一点点，害怕戳到某个地方，引起大麻烦。这针真不是一般粗，我不敢相信我居然要把如此粗大的针扎入一个人的胸部。我全神贯注地握着针，使它垂直进入。针本来应该从锁骨下方进去，但是我却戳到了锁骨。

"噢！"病人大喊着，"好疼啊！"

"对不起。"我对他说。苏医生用手向我示意针的方向。这次它进去了。

我回抽针筒，可什么都没有。她示意要再深一点。我将针又向里扎了一点，再抽，还是没抽出东西来。我把针拔出来，将上面的组织碎片冲洗干净，重新试了一次。

"啊！"病人痛呼。

这次我的动作还是太草率了，但终于顺利把针插进去了。然而当我回抽针管时，还是什么都没有。"他是不是太胖了？"我心想。

苏医生穿戴好全套无菌服后说："让我看看。"我把针交给她，站到了一边。她把针戳了进去，回抽针筒，暗红色液体流出来了。她告诉病人："我们很快就会结束的。"我真想找个地缝钻进去。

她让我继续做下一步，我还是手忙脚乱。我撕开金属线外面的塑料套，拿着金属线的一端插进病人体内，却没注意到另一端差点碰到没消毒的床单。然后，当我将扩张器放进去的时候，由于使用的力度不够，并没有达到效果，苏医生只好帮我将其推到位。最后，我在苏医生的帮助下终于将中心静脉导管放了进去，冲洗完毕，然后缝合伤口。

走出病房，苏医生对我说："下次你一定可以做得更好。不必担心那么多，如果你什么都做得很好，你就该坐到我这个位置了。多加练习，你一定可以做好！"我仍然觉得很沮丧。这个手术对于我来说太难了，完全找不到技巧。我实在难以相信要拿这么粗的针深深戳进人的胸部，而且完全看不到，只能凭感觉，想到这里我就觉得胆战心惊。我紧张不安地等待着病人的X光片结果出来。还不错，我并没有戳伤病人的肺，管子也放对了位置。

成长的烦恼

并不是每个人都会对外科手术感兴趣。我还是医学院学生时，第一次走入手术室，看着老师拿着刀在病人身体上切来切去，好像切水果似的。同学中有人觉得恐怖恶心，有人瞠目结舌。我属于后者。

有人这样指责外科医生："明明知道手术中可能会出错，下手时却从来不会有丝毫犹豫和怀疑。"但在我看来，这正是他们的魅力所在。每天，外科医生都要面对变化莫测的情况——信息不充分，科学理论含糊不清，一个人的知识和能力永远不可能完美。即便是最简单的手术，医生也不可能向病人保证术后状态一定会比原来好。

第一次站在手术台边时，我很惊讶：外科医生怎么知道这么做对病人最好？所有步骤都像是事先计划好的——出血可以被止住，不会发生感染，不会伤及其他器官。当然，他其实不可能事先预料到这些，但还是切了下去。

在还是一个医学生时，有一次我去观看一台手术。外科医生在麻醉后的病人的肚皮上画了一条15厘米的线，护士居然把手术刀递给了我，吓了我一跳。到现在我还记得，那把手术刀刚经过消毒，还是温热的。外科医生让我用另一只手抚平病人腹部的皮肤，然后对我说："一刀切到脂肪层。"我把

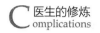
刀锋放在病人的腹部上，开始动刀切了。这种感觉太奇特了，使人上瘾。我内心深处混合着快感和焦虑，还有一种正直的信念——无论做什么都是为病人好。皮肤很厚且具有弹性，我的第一刀力气不够，切得不够深，我不得不再补上一刀。这短短的几分钟让我确定自己想成为一名外科医生，不只是简单地拿刀而已，我渴望自己成为一名信心十足、经验丰富的外科医生。

∞　　　　∞　　　　∞　　　　∞

我到外科做实习医生的第一天就被派到了急救室。在我的第一批病人中有个瘦瘦的黑发女孩，大约 20 来岁，她的脚掌上挂着一根将近 8 厘米长的木制椅腿碎片。她一瘸一拐地走进来，疼得龇牙咧嘴。她解释说，她正想坐到餐椅上，可椅子突然散架了，她一不小心光脚踩中了椅腿上的螺钉（长约 7 厘米）。我努力试着给她一种可靠的印象，而不像个刚拿到毕业证的实习医生。我仔细检查她的脚，发现螺钉已经深埋进她大脚趾的骨头中，并没有出血，而且据我观察，也没有骨折。

"哇，一定很疼。"我白痴地说了一句。

很显然，现在应该先给她打一针破伤风，然后取出螺钉。我给她打了针，但是接下来，我不确定是否应该就这么拔出螺钉。要是血流不止，或是我弄断了她的大脚趾骨，或是发生其他更糟糕的事，该怎么办？我对病人说我有事先离开一小会儿，然后去找当天值班的格伦医生。格伦医生正在处理一名车祸伤者，病人的状况简直一团糟，流了一地的血。这个时候好像不适合请教问题。

于是，我决定请病人去照 X 光片，在争取些时间的同时也验证下她是否骨折了。太好了，这一趟花了一个小时，而且结果显示她没有骨折，只是很普通的螺钉嵌入。我将 X 光片拿给她看："你看，螺钉嵌入了你的第一跖骨前端。"她问："那么你想怎么做呢？"对啊，要怎么做呢？

我又去找格伦医生，他仍然在处理那位车祸伤者，不过这次他似乎能抽出一点时间解答我的问题了。我将 X 光片递给他，他看过后笑着问我想怎么做。"把螺钉取出来？"我壮着胆子说道。"是的，没错。"他这么说意味着"快去做"！

我回到办公室，告诉她我将把螺钉取出来。我已经做好心理准备她可能会质疑："你？"然而她却说："好的，医生。"她的回答给了我一些信心。我在她的脚上打了一针麻醉剂，然后一只手抓着她的脚，另一只手抓住木片。这时我愣了一下，内心中开始质问自己，真的可以这么做吗？真的应该这么做吗？我以为自己是谁？

进行了一番思想斗争后，我告诉自己，就这么做吧，尽力就好。我心里默数"一、二、三"后开始拔，起初力度太小，一点效果都没有，我不得不再加点劲儿，病人痛苦地叫了起来，然而螺钉却丝毫未动。这时我无意中转了一下手，钉子突然出来了，而且伤口并没有出血。然后我按照教科书上教的穿刺外伤处理办法为她清洗了伤口。她告诉我尽管脚还有些疼，但已经可以走路了。我提醒她伤口可能会感染，要她多加小心。走之前，她不断地向我道谢。那天晚上，我兴高采烈地回家了。

外科手术像其他事情一样，技巧和信心是从经验中累积的。就和网球运动员、钢琴弹奏家和电脑修理工一样，我们都需要不断练习才能熟练掌握职业技能。不过，医生有一点与众不同：我们是在用人做练习。

∞　　　　∞　　　　∞　　　　∞

我第二次做中心静脉导管手术的情况并没有比第一次好。这次是位身患

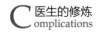
重病、住在特护病房的病人，我们必须为她植入中心静脉导管，从而将药物直接运送到心脏。手术前她服用了大量镇静剂，为此我感到庆幸，这样她就不会看到我笨手笨脚的模样了。

这次我的准备工作比上次好了很多。我确认了毛巾卷和冲洗用的注射筒没有被落下；我检查了她的各项数据，一切都正常；我还准备了大一号的铺单，以免像上次一样，险些碰到没消毒的地方。

尽管前期的准备工作完美无缺，可后来的手术过程还是惨不忍睹。针插得不是太浅就是太深，一次次的挫败让我犹豫不决，不知道要怎么做才对。我不断尝试，可还是没有进展。突然，我发现针筒里有血了，我想针头应该是进入静脉血管了。我用一只手固定住针头，另一只手想取下针筒，但由于针筒塞得太紧，根本抽不动。我加大力气，却使针头脱离了静脉血管，针孔处不断有鲜血涌出，我尽力压住出血处，然而她的胸腔周围仍出现了血肿。血肿导致导管不可能再被放进去了，我想要放弃，但是病人需要这条导管，而且旁边监督我的学长——一位工作了两年的住院医生叫我不要放弃，他认为我一定能成功。

我送病人去照了 X 光，确认我刚才的举动没有伤到肺。学长拿了一套全新的工具给我，让我重新来一次。然而我还是没有成功，病人快被我扎成筛子了。一旁的学长实在看不下去了，把病人接手过去。不过他也花了几分钟、试了两三次才找到静脉血管，这让我心里平衡多了，可能这个病人的情况比较特殊吧。

意外的成功

一般人常常认为，必须有一双完美的手才能做外科医生，其实并不是这样。当我申请进入外科时，并没有人来检查我的手是否完美，也没有人给我的手做实验以考核我是否合格。甚至不需要具备十根健全的手指，也可能会被接受。

当然，天赋这种东西也是存在的。教授说，每隔两三年，他都会遇到拥有外科天赋的人——复杂的技巧很快就能学会，做手术时能顾全大局又不忘细节，同时具有防患于未然的前瞻性。然而，主治医生们还是说，他们欣赏苦干、实干的人——细心、认真、努力，日日夜夜、经年累月地勤练同一套技术的人。有个外科教授曾对我说，如果有两个人让他选，一个是不厌其烦、努力练习的博士，另一个是天才雕刻家，他会选哪一个做他的徒弟？他说，他每一次都会选博士。他说，当然，雕刻家那双手可能更适合做外科医生，但他还是会选博士，因为这种人比较"实在"——扎扎实实的功夫才是最要紧的。外科医生们深信，技术可教，刚毅难学。然而，无论是普通外科还是专业外科都喜欢招收那些没有经验、手忙脚乱的医学毕业生，训练几年，好好栽培他们，再委以重任。

这个方法的确有效。有许多研究以一些顶尖好手为调查对象，像是国际知名的小提琴家、棋王、职业滑冰选手、数学家，等等。研究人员发现，这些一流好手和表现较差的人相比，最大的差异就在于潜心练习的时间长短。说实在的，最重要的才能就是练习，愿意练，肯练。认知心理学家安德斯·埃里克森（K.Anders Ericsson）说，想要成为一等一的高手，最重要的内在因素就是心甘情愿地长时间接受千锤百炼。他还发现，高手与其他人一样讨厌练习。（这也是职业体育选手和音乐家在退休后常常不再练习的原因。）要出类拔萃，必须有努力不懈的意志。

我不确定自己是否应该坚持下去。拿中心静脉导管手术来说，我不断努力尝试，可每次都失败，这样坚持下去到底有什么意义？如果我知道错在哪

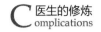
里，我就能在那里集中练习，但我不知道。当然，每个人都给过我建议，有人说应该把针垂直扎进去，有人说应该斜着扎，也有人说针要弯着进去，又有人说这样不对。有很长一段时间，我都不想再去做这个手术了，可总是事与愿违，一旦有需要，我还是得去做。

∞ ∞ ∞ ∞

情况真是太糟糕了。我昨晚一夜没合眼，一直忙到天亮，今天，外科室又来了个体重超过 140 公斤的巨型病人。他甚至不能平躺，因为他身上的肉会压迫他的胸腔，一躺下去就呼吸困难。可是他急需装条中心静脉导管——他的伤口严重感染，需要注射静脉用抗生素，然而我们无法在他胳膊上找到静脉血管为他注射。我祈祷不要让我来做这个手术，可主治医生偏偏就指派了我。没办法，只能硬着头皮上了。

我走进病房。病人看起来很害怕，说再也不想在这里多躺一分钟。不过他也说他了解情况，并愿意尽可能地配合。我们商量了一下，决定让他坐在床上接受手术，直到不得不平躺的时候再躺下。我想，就走一步看一步吧。

我做好了一切准备：查看病历，把工具器械摆好，将包布卷拿出来放好，等等。他靠坐在床上，我用消毒棉擦拭他的胸部。这次苏医生在我身边指导，当一切准备就绪后，我请苏医生帮他躺下去，将氧气面罩放在他脸上。他胸前的肥肉像海浪一样起伏着，我的手指根本摸不到他的锁骨。而这时他已经呼吸急促，憋得满脸通红。我给了苏医生一个询问的表情："你要接手吗？"她示意我继续做，我只好给病人打了一针麻醉剂，硬着头皮估测了一下在哪里下针，然后将粗大的针对准那点插了进去。我惊喜地发觉，针已经插到他的锁骨下方了，我又插深了一点，然后回抽针筒。真叫人难以置信，针筒里充满了血，我成功了！我全神贯注，仔细将针头固定好，然后慢慢地拔出针筒，将金属线一气穿到底。这时，他呼吸已经很困难了。我们只好让他坐起来，他的呼吸顺畅了些。然后，又请他平躺下去，我迅速将扩张器装上，安插好导管。苏医生说了句"做得漂亮"，然后就离开了。

我一直没搞明白那天我做的与之前做的有什么不同。不过从那以后，我便可以顺利地为病人装导管了。我想，这可能就是练习的成效吧。到现在，我已经装了超过100条中心静脉导管了，但这并不意味着万无一失，有一回我戳破了病人的右肺。当然也有几次很不错，每个环节都很完美。不用思考，不需犹豫，拿着针扎入病人的胸部，可以感觉到针走的路线——先穿过脂肪层，然后是结实的肌肉，接着就进入静脉血管了。在这种时刻，我不禁从内心深处发出感叹：太完美了！

∞   ∞   ∞   ∞

外科训练其实就要不断重复这样的过程：开始时到处碰壁，然后一点一点地摸索，最终掌握了一些技巧。首先，要做好最基本的准备工作：如何穿戴无菌装备，如何给病人盖铺单，如何拿刀，缝针后如何打结，更不用说接受命令、使用电脑和开药方了。但是接下来的任务就比较令人却步：如何切开皮肤，如何操作电烙器，如何绑住出血的血管，如何切除肿块、缝合伤口。通过半年来的外科训练，我学会了中心静脉导管插入手术、阑尾切除手术、植皮手术、疝气修补手术以及乳房切除术。一年后，我可以做截肢手术和淋巴腺活体切片检查，以及痔疮切除手术。经过两年的磨炼，我已经能胜任气管切开术、小肠手术和腹腔镜胆囊手术了。

这是我参加外科训练的第七年了。现在我对在病人身上切来划去的事情已经麻木了。不过在做手术时，我的情绪还是会有波动。这些天，我正在努力学习如何处理腹部主动脉瘤、切除胰腺癌以及疏通颈动脉栓塞。我发觉自

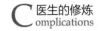
己既不是天才，也不是傻瓜，但是通过不断地练习，我就可以做到。

医生的借口

其实病人并不知道，在他们身上做练习的同时，我们内心也一直受到道德观的谴责。每次手术前，我都会穿好手术服进入手术准备区，向病人做自我介绍："嗨，我是葛文德，外科实习医生。这次手术将由我来协助进行。"这是我在整个过程中说得最漂亮的话。我会微笑着伸出手，询问病人到目前为止有没有不舒服，我们随便聊了聊，病人问问题，我回答。偶尔，也有病人会感到震惊："我不想让实习医生给我开刀。"我则安慰他们说："别担心，我只是助手，由主治医生操刀。"

我并没有说谎，手术中的一切都由主治医生负责，他们才是决策者。比如最近我为一位 75 岁老太太做切除大肠癌的手术，主治医生从一开始就站在一边指导我，由他决定要切哪里、切多大，我只是照做罢了。

但是，如果说自己只是助手也不符合实情。毕竟，我在手术室中并不是为主治医生打下手的。否则，为什么是我拿着手术刀？为什么是我以手术医生的身份站在手术台边？为什么要升高手术台来配合我的身高？的确，我是个帮忙的，但这同时也是我的练习。比如做大肠重建手术时，有两种方法可以将肠子两端接起来：手缝或者机器缝。用缝线器又快又容易，但主治医生会建议我用手缝——不是因为这样对病人比较好，而是因为我可以借此机会得到练习。缝得好的话，其实两者效果差不多，但这需要主治医生一直盯着我的动作。我缝得既慢又不够专业，当线距太大时，他会提醒我要回去补几针，这样才不会漏；当发现我缝得太靠近边缘了，他会提醒我要往里些，这样才牢靠。"手腕灵活一些。"我问："像这样吗？""嗯，差不多。"他说。

长期以来，医院都在给病人最好的照顾和给新人增加练习机会之间徘徊不定。住院医生在练习时总是有主治医生监督指导，从而减少伤害。研究表明，教学医院要比非教学医院更受欢迎。这种教学医院对病人也有益处，住院医生虽然实践经验还不够丰富，但是能够帮助主治医生检查病人情况，询问一些问题。然而有些手术是不能放手让住院医生独自完成的（比如植入中心静脉导管、切除乳腺癌或缝合大肠手术），无论医院采取了多少保护措施去保护病人，住院医生还是不能与经验丰富的医生相比。

当主治医生带着自己生了病的家人来医院做手术时，医院的工作人员对此都十分谨慎。尽管主治医生要求我们像平时一样对待病人，但是住院医生明白，这与平时的练习绝对不同。如果这时必须要装中心静脉导管，我们绝对不会让一个一点经验都没有的住院医生去做。相反，一些贫穷的病人，比如没有保险的醉汉，则会由住院医生来做手术。

无论是传统观点还是社会舆论（更不用说法律规定）都不赞同住院医生通过手术来练习和实践，他们认为病人有权得到最好的医疗照顾。作为医生，我们也希望不必练习就能做到完美，但这是不可能的。没有接受过训练的医生对每个人都是伤害。不光住院医生会面临这样的问题，主治医生同样也会。事实上，学习过程漫长得远超人们的想象。

一辈子的学习

我父亲在泌尿科做得很成功。他已经工作了 25 年，进入他的办公室，你就会发现病例资料贴满了墙面，病人送的礼物随处可见（有书画、刻有圣经的陶瓷品、玻璃制品、精雕细刻的盆子，还有一个有趣的男孩塑像，一脱

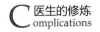
掉他的裤子，他就会尿尿）。在他办公桌后的透明展示柜里，摆着好几万颗从病人体内取出的肾结石。

在住院医生训练接近尾声的现在，我才开始认真思索父亲的成就。在过去这段时间里，我大致把手术看成一个知识与技术构成的整体，一个变动不大的整体。经过一段时间的训练后，你掌握了这个整体的运作方式，再不断练习，就能精益求精。有些比较高深的技术在经过一段时间的练习后会渐趋圆熟。（对我而言，这些技术是切除胆囊、大肠恶性肿瘤、盲肠和取出病人体内的子弹；对父亲而言，则是取出肾结石、切除睾丸恶性肿瘤以及肿大的前列腺。）这个过程就像一条渐渐往上爬升、弧状的学习曲线，过了 10~15 年左右会达到高峰，然后会有很长一段时间维持既有水平，最后在退休的前 5 年开始走下坡路。现实却没有这么简单。

我父亲告诉我，你认为你已经做得很好了，但不久后你会发现有人做得比你更好，因为新技术和掌握新技术的人层出不穷，你必须去不断学习新东西。"我今天所做的事情，其中大部分以前上学时都没有学过。"他说。很多东西都是他自己研究出来的，没有人告诉他开刀时需要注意些什么。他不得不自己摸索如何植入人工阴茎，做显微手术，接合输精管，做保留神经束的前列腺切除术，装置人工泌尿道括约肌；他得自学如何使用体外震波碎石机、电动液压碎石机以及激光碎石机（这全是治疗肾结石的机器）；他学着使用双 J 导管、矽胶线圈支架和其他一些我甚至都没有听说过的新型支架。

事实上，每个外科医生都有相似的经历。医学技术不断进步，外科医生也必须不断尝试、学习新事物。不能适应新技术也就意味着降低治愈病人的概率，使他们不能享受到现代医学进步的好处。然而学习的过程不可避免地会带来麻烦——无论是对住院医生还是主治医生都一样。

对外科专家来说，他们的学习方式不像住院医生那样按部就班。当一项重要的新发明或新观点面市时，他们每年都要去参加相关课程。这些课程一般只有一两天，由业内的顶尖人士讲授，课上会播放视频并发放指导手册，他们还可以拿录影带回家去看。但与手把手训练比起来，参加课程的效果还是稍有逊色。

我们外科买了一台价值 98 万美元的机器人，这家伙做工精细，功能强大，有三只手臂、两只脚，还有一台照相机。外科医生可以利用操纵台控制机器人来操作手术。机器人的手不会抖，切口又小，对手术很有帮助。医院派了两个外科医生和两个护士飞往厂商位于圣何塞的总部，花费一天时间学习怎样操作这个机器，在学习中，他们用它在猪和人类尸体上做练习。尽管如此，由于练习时间短，他们还是不能完全自如地操作这个机器，但他们掌握了基本的操作方法，开始有操作的感觉了，也懂得如何做手术计划，迟早要把它完全掌握，然后在病人身上使用。

∞　　　　∞　　　　∞　　　　∞

伦敦著名的大奥蒙德街儿童医院于 2000 年春天在《英国医学期刊》（*British Medical Journal*）上发表了一篇文章，描述了他们在 1978—1998 年间用不同的方法为 325 个大动脉错位的婴儿进行手术的情况。先天性大动脉错位会导致心脏异常，是一种致命的先天性疾病，患病的婴儿会发绀（因血液中脱氧血红蛋白增多使皮肤和黏膜呈青紫色）、虚弱，然后很快死去。如果进行血管置换手术，治愈率还是很高的，但是这种手术的技术很复杂，这么多年来很少有人能成功。外科医生于是利用森宁手术 ① 作为替代品。这种手术可以延长病人的寿命，使他们能活到成年，但成年后由于右心室的负荷不断增大，会导致心脏衰竭，病人往往会在这时死去。

---

① 在心脏内部搭建一个桥梁，使心房内的血液正常流动。——译者注

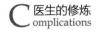
　　直到 1980 年，科技不断进步，使得血管置换手术的技术逐渐成熟并安全了许多，这种手术很快成为治疗大动脉错位的最佳方法。1986 年大奥蒙德街儿童医院的医学报告表明，这种血管置换手术对治疗病人更有效，病人的死亡率不到森宁手术的 1/4，平均寿命由 47 岁延长到了 63 岁。但学习的代价也非常沉重：前 70 例接受血管置换手术的婴儿中，有 25% 在术后不治身亡，而那时森宁手术的死亡率只有 6%。

　　病人也希望技术不断成熟和进步，但是没有人愿意面对技术进步的前期代价，用英国某份报告中的一句话来说："为保证病人的安全，应该尽可能消灭学习过程。"但这只是美好的愿望。

　　最近，哈佛商学院的一组研究人员将外科医生的学习过程作为研究对象，跟踪记录了 18 名心脏外科医生及其团队学习心脏微创手术的全过程。这种新的心脏手术只需医生在肋骨之间开一个小切口，而不像过去那样得将整个胸腔剖开。

　　然而，这种微创手术比常规胸廓手术要难多了，由于切口小，无法使用普通导管，也不能用手术钳改变血液流向，将其引入心脏分流机。外科医生不得不学习如何在越来越小的空间里动手术，还需要掌握一些复杂的技巧，例如将气球形导管植入腹股沟的血管中。至于护士、麻醉师和体外循环灌注师，也要随医学技术的进步而掌握新的技能。每个人都面临着新任务、新器械、新方法以及新方法带来的新问题。

　　一个熟悉这个手术的专家团队只需在手术上花费 3~6 小时，而最初手术时却需要花费 3 倍以上的时间，因为这里面包含了探索学习的时间。研究人员不可能确切地追上发病率的速度，但要是认为这速度无关紧要，那就太愚蠢了。

　　由于无论如何都要完成任务，因此外科医生要不断尝试新鲜事物，起初可能会不太顺利，慢慢地便会顺手很多。学习过程会比较长，影响因素也比我们想象中复杂，而且不能因为训练新人而不顾病人的利益，这是有严格规定的。

然而我对此规定的有效性表示怀疑，因为我们经常对病人使用这样的托词："我只是个助手"，"我们有新的技术手段，对你有好处"，等等。作为一个初学者，我们会很珍惜医院给我们提供的实践机会，我们会告诉病人手术的成功率很高（但我们不会告诉他们这些成功案例都是由经验丰富的医生操作的）。我们不会对病人说："由于我们的技术还不够娴熟，手术风险会比较大，你要想做得更好就得请经验丰富的人。"我们不会告诉他们，我们需要他们同意由我们来做手术。假设一下，一个正常人怎么会同意别人在自己身上练手？

然而，对于这种推测也存在着许多争论。不久前，我去拜访一位公共健康专家，他坚持认为："大多数人会理解医生的苦衷。我们应该对病人说出实情。人们肯定愿意为社会进步做出贡献。"

当我们诚恳、公开地问病人是否愿意做这样的牺牲时，他们会说好。如果真是这样，当然再好不过了。然后我注意到公共健康专家办公桌上有一张小孩照片，那是一个刚出生几个月的小宝宝，我有些唐突地问道："您的小孩是住院医生接生的吗？"

他沉默片刻。"不是，"他承认，"我甚至不允许住院医生进产房。"

∽　　　　　∽　　　　　∽　　　　　∽

如果我们对病人说，我们要做医学训练，病人一定不会很痛快地说："好，你可以在我身上练习。"换作是我，我也一定不会同意。记得一个星期

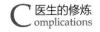
天的早上，我刚出生 11 天的小儿子威利突发充血性心脏衰竭 ①，我和妻子被吓坏了。威利很快被送进手术室，幸好修补手术很成功，两周后他就回家了。

然而，我还不能放松警惕。医生提醒我们，威利的修补手术并不能完全解决问题，随着威利一天天长大，他必须接受主动脉气球扩张术或者换心手术，准确的时间以及具体要怎么做他们现在还不确定。他建议我们选一位小儿心脏外科专家作为家庭医生，跟踪观察威利的病情。

出院日期就快到了，可我们却还没选好家庭医生。出院前一天，一个年轻的住院医生找到我，递给我一张名片，说希望成为威利的家庭医生。在整个治疗威利的团队中，他是最尽心尽力的一位。他看着我们抱着呼吸急促的威利进医院，为他做诊断，帮助他稳定病情，为他安排手术，为我们解答问题。

大多数人不知道，医生其实是分不同等级的。一旦一个医生救了他们孩子的命，他们就想尽办法预约这位医生。但我知道这些区别。我说："恐怕我们想找的是纽柏格医生。"纽柏格医生是这家医院心脏外科的副主任，对于威利这样的病很有研究。那位年轻的住院医生看起来很沮丧。我对他说："你没什么不好，只不过他更有经验。"

我知道这样对他不公平。我也是住院医生，能够理解他的感受，但我仍然毫不犹豫地做了这个决定。威利是我的孩子，我当然会为他选择最好的医生。我相信别人也会这样做。

所以说，住院医生只有使用托词才能让病人相信他，将身体交给他，才能有学习的机会。现在想想，威利住院期间很多事情其实都是由住院医生做的，比如给他插管的是住院医生，给他做手术的是外科见习生，为他装中心

---

① 由于主动脉不能运输血液，以致血液供给长时间切断，导致其他器官衰竭。——译者注

静脉导管的是心脏外科研究员。没有人在事前征求我的意见。如果提供一个更有经验的人给我选择的话，我当然会毫不犹豫地选他。然而系统规则就是这样，我没得选。

这种冷血机制的好处不只是提供新手学习的机会，同时也保证了公平。如果学习过程中一定会造成伤害，那么对每个人应该都是一样的。如果有机会选择，那么能选择的人只有那些关系户，像医生的孩子有选择的机会，而卡车司机的孩子却没有。如果不是每个人都有选择机会，那么还是不要有选择比较好。

∞　　　　∞　　　　∞　　　　∞

现在是下午 2 点，我正在特护病房内。一个护士告诉我顾先生的中心静脉导管堵塞了。顾先生已经 60 多岁了，精神很差，体质也很虚弱。这条导管是唯一可以为他补充营养的途径。他的小肠有个破洞，开了刀还是没补好，胆汁从肚皮上两个又红又小的伤口中不断渗出。他只能靠静脉导管来补充营养并等待消化道复原。现在，他需要一条新的中心静脉导管。

我已经是个经验丰富的医生了，这个手术对我而言很简单。但经验就代表着责任，现在我要教新人如何做。俗话说得好："看一遍，做一遍，教一遍。"

这次由一位初级住院医生做这个手术，她之前只装过两三次中心静脉导管。我告诉她顾先生的情况，并叫她抽空给顾先生装条新导管。她脸色很难看，我知道她觉得很有压力，就像我当初一样。

我要她把所有步骤复述一遍，她开始集中精神。她几近完整地说了一遍，但还是遗漏了病人的检验数据和对肝素（一种抗凝血剂）过敏的事，忘了这些对病人来说可是致命的。我告诉她一定要记清楚这些，就叫她去准备，准备好后再来叫我。

我努力地适应教导者的新角色。承担自己失败的责任已经够痛苦了，现在还要为别人承担责任，想到这里，我感到更郁闷了。

半个小时后我接到了她的呼叫。我进入手术室，发现病人的铺单已经铺好，她也穿戴好了无菌装备。她对我说导管清洗过了，病人的检验数据也很正常。

我问："垫的毛巾在哪里？"

她忘了这一点。我将毛巾卷好塞到病人肩胛骨下。我看着病人，问他是否准备好了，他点点头。我想想也没什么可担心的，毕竟他已经经历过一次了，现在只有走一步看一步了。

这个初级住院医生找到了一个下针的地方。病人瘦骨伶仃，一根根肋骨十分突出，我有点担心她会戳伤病人的肺。她为病人打了局部麻醉剂，接着就拿起粗粗的针插扎病人的身体，可是角度完全不对。我提醒她调整角度，可是她看起来更紧张了。她将针又插得深了一点，然后回抽针筒，没有血出来。她拔出针又试了一遍，角度还是不对。这时顾先生因为疼痛而抽搐了一下，我抓住他的胳膊，告诉他不用担心。她又为顾先生注射了更多麻醉剂，准备再试一次。

我告诉自己，现在还不能接手，我要尽可能让她自己完成手术，这样她才能学会。

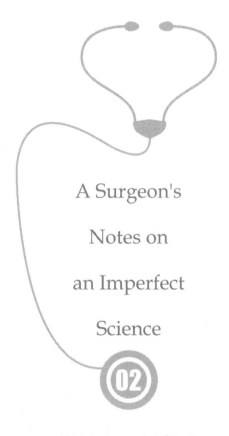

COMPLICATIONS

A Surgeon's

Notes on

an Imperfect

Science

02

像机器一样精准

　　长久以来，西方医学界不断追求的一个目标就是近乎机器的完美。怎样才能达到这种程度呢？要诀就是"多做"，连续不断地做，有朝一日自然会像庖丁解牛一样熟练而精准。

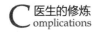
医学界的"深蓝大战"

1996 年夏季的一天，就职于瑞典兰德大学附属医院、负责冠状动脉特护病房的 50 岁的汉斯·沃林（Hans Ohlin）主任坐在办公室里，面前堆积着 2 240 份心电图。每份心电图都是一张 4 开大小的方格纸，从左至右有一条弯曲起伏的线。沃林独自一个人在办公室里审阅它们。他迅速而仔细地浏览着，将他认为代表心脏病发作的心电图挑出来。为了避免疲倦带来的疏忽，他每两小时休息一会儿。他不想因为粗心大意而犯错，代价太大了。这是医学界的"深蓝大战"，而沃林就是心脏病学界的棋王卡斯帕罗夫。他将与电脑进行对决。

心电图是一种非常普遍的诊断检查，美国一年就会进行多达 5 000 万次这种检查。我们将电极片贴在病人皮肤上，接收心脏每次收缩扩张产生的电流，由此绘制出心电图。心电图上的曲线显示了心肌电位的变化，一旦心脏出现问题，心电图的曲线就会出现异常。具体来说就是由于部分心肌坏死，电流通过这些坏死的部分，导致心电图上的曲线产生变化。有时这些变化很明显，但更多的时候这种变化很细微。

对医学院的学生来说，心电图看起来很复杂，难以理解。图中包含了

12 导极，每一个导极都会产生一种不同的曲线记录，每一种曲线都有英文字母做标识：比如，从一开始就下降的曲线被称为 Q 波，心脏收缩突然向上升起的被称为 R 波，随后又向下的被称为 S 波，受冲击后显示环型波的曲线被称为 T 波。学生要学习辨别这么多甚至更多的曲线。

在医学院里第一次学习解读心电图时，我感觉它就像复杂的推算。我和同学们将那些晦涩难解的译解指南写在一些小卡片上，放在白大褂的口袋里，方便随时查看。

随着不断的练习，译解心电图就变得容易多了，就像植入中心静脉导管那样简单。经验丰富的心脏外科医生有时只要扫一眼就能判断出病人是否心脏病发作，好比小孩可以马上认出房间另一端的母亲。但心电图实在太复杂，有些细微的变化很容易被忽略掉，即使是专家的判断也不能保证百分之百正确。研究表明，送到急诊室的 2%~8% 的心脏病患者会被误诊为没有问题，这些人中的 1/4 最终死于心脏骤停。有人试图让电脑看懂心电图。他们认为如果电脑能比人更准确地为病人诊断，那么我们就可以使用电脑解读心电图，每年就可以使几千人免于死亡。

1990 年，加州大学圣迭戈分校的急诊科医生威廉·巴克斯特（William Baxt）在公开发表的学术论文中第一次提出，电脑可以比医生做得更好。这种电脑系统像人类一样从经验中不断学习，从每个成功案例中总结经验，从每个失败案例中吸取教训，进而改进自己的内部程序。在之后的研究中，巴克斯特发现电脑可以熟练诊断心脏病，胜过许多参与研究的对照组的医生。对病人胸闷疼痛的症状，电脑可以准确地给出诊断意见，医生则出现了较多失误。不过这些医生中 2/3 是经验不足的住院医生，他们对心电图的判断还存在一定困难。那么，电脑可以胜过经验十足的医学专家吗？

为了解答这个问题，瑞典的拉尔斯·伊登布兰特（Lars Edenbrandt）发起了一个实验。他将1万多名病人的心电图资料输入他的电脑系统，并"告诉"电脑哪种情况代表心脏病发作，哪种情况代表没有，直到电脑"成长"为专家，甚至可以读懂最复杂的心电图。接下来，他邀请沃林参与实验。沃林可是瑞典顶尖的心脏专科医生，每年要看上万份心电图。伊登布兰特从医院病例档案中挑选了2 240份心电图，其中恰好一半是表示心脏病发作的。他将这些心电图分别交给电脑和沃林去诊断。1997年秋天，实验结果被低调地发表出来：沃林正确地挑出了620份，电脑则正确地挑出了738份。电脑以20%的优势击败了专家。

∽   ∽   ∽   ∽

西方医学一直将"像机器一样完美"作为目标。从进入医院的第一天起，我们就明白医生是不被允许犯错的。花时间和病人搞好关系是好的，但必须是在X光片判断无误、每种药剂称量准确的前提下。医生不可以遗忘病人的过敏症或病史等问题，也不可以误诊。在手术室中，没有多余的动作，没有多余的时间，也没有多余的血可以被浪费。毕竟，这关乎人命。

达到完美的关键是要多练习。心脏手术、血管手术以及其他各种手术的成功率与主刀医生的练习次数有直接关系。25年前，外科医生需要精通诸如子宫切除手术、肺部恶性肿瘤切除手术以及腿部动脉栓塞手术等各种手术。而现在，每一种手术都有专门的医生来做，他们日复一日地专攻自己要做的那一门手术。我在手术室中听过的最高赞赏就是："葛文德，你简直就是机器！"在一些情况下，人类的确可以像机器一样完美。

"疝气工厂"

以疝气修补手术为例，这是一门很简单的外科手术，我在成为住院医生的第一年里就学着去做了。疝气通常发生在腹股沟，主要是因为腹壁脆弱，腹内器官被挤压到外面，产生凸起。在大多数医院，治疗疝气是将凸起推回去再修补腹壁，也就花 90 分钟左右，费用却要 4 000 美元。无论是在哪家医院，10%~15% 的疝气手术会失败，需要重新修补。然而，在肖尔代斯医院——加拿大多伦多郊外的一间小诊所，却不会出现这种情况。那里的医生做疝气修补手术只需 30~45 分钟，手术失败需重新做的比率不到 1%，手术费也只是其他医院的一半。这里可能是世界上治疗疝气最好的地方。

他们成功的秘密是什么？看完这组数据你也许就会明白：在肖尔代斯医院，有 12 名医生专门做疝气修补手术，其他的手术都不做。每位医生每年要做 600~800 例疝气修补手术，比大多数医生一辈子做得还要多。在疝气修补这个领域中，肖尔代斯医院的医生比其他人经验更丰富，受到的训练更精良。

他们的成功还有另一个因素：他们分析了所有可能的变化，想好了一切补救措施。通过不断的练习，很多问题就会迎刃而解，就像开车上班一样轻松自在。一个外科医生如果具备了应对问题的自动模式，这说明他离"像机器一样完美"不远了。如果说瑞典心电图研究的中心问题是机器是否可以取代医生的话，那么肖尔代斯医院的例子则说明，我们可以把医生训练得像机器一样。

∞   ∞   ∞   ∞

在一个寒冷的早晨，我穿上绿色的手术服，戴上一次性口罩和帽子，在肖尔代斯医院的 5 间手术室中来回穿梭。我观看了 3 位外科医生为 6 个病人修补疝气，每位医生都完全按照标准程序操作，一步不差。

现在，我正站在理查德医生旁边，看着他做手术。他已经 51 岁了，可看起来很年轻，人也十分风趣。他一边和我聊天，一边做着手术，手上没有丝毫停顿，每一个动作都很流畅。病人是个 35 岁的男子，看起来心情不错，一点都不紧张，还时不时地从铺单下探出头问手术进展如何。他耻骨的左侧有一个明显的凸起，差不多李子大小。理查德医生在他左侧腹股沟的位置注射了麻醉剂，用 10 号手术刀切了一条 1 厘米长的切口，伤口中露出黄色发光的脂肪。助手拉开铺单，好吸收伤口中流出的血。

理查德迅速切开腹壁外的肌肉，露出精索 ①。我们现在可以看到凸起在精索下方，这个部位的肌肉壁比较脆弱，属于疝气常发地带。这时，理查德放慢动作，一丝不苟地检查着是否还有其他疝气。沿着精索通过的腹壁细细搜索，果然，他找到了第二个小小的疝气块——如果没找出来，病人术后一定还会复发疝气。然后，他切开精索下方的肌肉层，将腹壁整个打开，将凸起部位推回腹腔里。

在我们医院，我们通常会把疝气凸起推回去，然后在上面加上一块人造网膜，帮助巩固这个部分。这个操作很简单，但肖尔代斯的外科医生都不采用这种方法。他们认为加入人造网膜会增加感染的可能性，而且费用比较高，何况，没有它，病人也能恢复得很好。

当我和理查德讨论这个问题时，他正在用细金属线将腹壁中的三个肌肉层一一缝好，就像缝双排扣外套一样。理查德用小夹钉闭合了病人的伤口之后，打开铺单，病人将腿伸到手术台边，然后站起来，自己走出了手术室。整个手术只花了半小时。

其他医院的许多外科医生也采用了肖尔代斯医院的疝气修补方法，但复

---

① 一条 1 厘米多宽的血管和输精管。——译者注

发率仍比肖尔代斯医院高许多，这说明并不是肖尔代斯医院的技术高超。肖尔代斯医院的医生做疝气修补手术就像英特尔制造晶片一样，他们喜欢称自己是"职业疝气修补师"。连肖尔代斯医院的建筑也是专门为疝气病人设计的，病房里没有电话、电视，病人要吃饭就得去楼下餐厅。病人别无选择，必须自己起来来回走动，这样就可以避免病人因运动不足患上肺炎或腿部静脉栓塞等病症。

病人的术后处理由护士负责，理查德走出手术室，找到下一个病人，并直接将他带入手术室。3分钟前，上一个病人刚走出手术室，而现在这里又变得整洁如新。干净的床单和新的器具已经摆放就绪，下一个手术要开始了。

通向完美之路

我问伯恩斯·肖尔代斯（肖尔代斯医院创始人之子，也是位疝气修补医生），一天到晚做疝气修补手术，是否会感到厌烦。"不会，"他用史波克（《星际迷航》里的科学家）的口气说，"完美的手术使人感觉兴奋。"

这种超级专门化不仅带来了极高的手术成功率，也带给了人们更深的思考：医生是否必须在接受完整的训练后才能提供最好的医疗照顾？我在肖尔代斯医院看到的三位外科医生中没有一人有资格在美国其他任何一间医院做手术，因为他们并没有完成一般的外科训练。理查德是自学成才的医生；伯恩斯是从医学院毕业的；主治医生曾经是产科医生。他们在肖尔代斯医院当过一年学徒后，就成了世界上最好的疝气修补医生。我不禁想：如果你将来除了疝气修补之外不想做其他手术，那么真的需要接受完整的专业训练（4年医学院学习，5年以上的住院医生训练）吗？

现在，医学机构已经开始认识到像肖尔代斯医院那样的自动化操作可以产生更好的医疗效果，但许多医生还不完全信服，他们认为即便是同一种手术，也不可能归纳出一个通用的诊断法则。他们认为针对不同的病人要采取不同的治疗措施。

∞   ∞   ∞   ∞

在急诊室里遇到一个腹痛的病人时，我常常要通过询问来判断他是不是得了阑尾炎。我认真听取病人的回答，综合考虑各方面的因素：他的腹部摸起来有何异常？哪里痛？痛到什么程度？他的体温、胃口怎样？检查报告的结果如何？我会参考我的临床经验和直觉，来判断病人是要进行手术，还是要留院观察，或者出院回家，而不是用一个公式来计算结果。没有任何一个公式可以涵盖所有特殊情况，这就是为什么医生在诊断时更相信自己的经验和直觉。

有一回我周末值班，遇到了一位 39 岁的女病人，她右下腹痛，但没有发烧或呕吐，不像得了阑尾炎。相反她说她饿了，我按她的腹部，她没有痛得跳起来。她的检查结果也模棱两可。但我仍然建议她找主治医生做阑尾切除手术。她的白细胞指数很高，表明有感染的迹象，此外，我怎么看都觉得她病了。当了一阵子的住院医生后，生了病的人你一眼就可以辨认出来。你可能还不知道到底是哪有问题，但是你确定病人就是不对劲。主治医生认可了我的诊断，并且为她动了手术，果真是阑尾炎。

不久以前，我遇到了一位 65 岁的病人，跟上述病人症状相同，检查报告的结果也是一样。我为他做了腹部扫描，还是不能确定是什么病。病人不像是典型的阑尾炎，可在我看来他就是得了阑尾炎。然而在手术中我发现，他的阑尾很正常。原来他得的是小肠憩室炎（消化道向外突起，有时会发炎），通常不需要开刀治疗。

后一个病例比前一个更特殊吗？我的直觉常常误导我吗？"医学界的深蓝大战"的结果告诉我们，直觉有时会说谎，它会带来更多错误，而不是避免错误。不仅是医学，在众多领域都有足够多的例证支持着这个结论。在过去的 40 年里，认知心理学家不断证实，在预测和诊断方面，电脑系统往往胜过最顶尖的人类专家的判断，包括预测每一件事，从一个公司是否会破产到一个肝病患者还能活多久，各个领域都有涉及。几乎所有的案例分析大战中，电脑要么与人类战平，要么胜过人类。你可能会想，如果人类与电脑共同工作，就可以做出最好的决策，但研究人员指出，这种情况很难实现。如果两者意见相同，不会有什么问题；如果不同，那么还是听从电脑的意见比较好。

∞　　　　∞　　　　∞　　　　∞

为什么电脑能胜过人脑呢？社会学家罗宾·道斯（Robyn Dawes）认为，首先，人总是易变的。我们很容易受他人意见的影响，此外，看事情的角度、最近的经验、注意力的分散以及信息的传播方式都影响着我们的判断。其次，人类不善于全面考虑各方面因素。人们总是把可变因素看得太重，而忽略其他的重要因素。一个好的电脑程序可不一样，它总是自动而平等地关注每一个因素。比如，当我们去超市，我们不会让店员仔细打量我们所买的东西后说："嗯，我看它们价值 17 美元？"虽然一个经验丰富的店员可能很擅长猜测总价格，但我们还是更愿意让收银机来计算总价。

从伊登布兰特的研究结果来看，沃林很少出现明显的错误。但是由于很多心电图情况比较特殊，一些图形有时表示心脏正常，有时表示心脏病发作，资料整合起来比较困难，因此医生很难评估正确。另外，医生也容易受外部因素的影响，比如这次的心电图跟上次的看起来很像，等等。

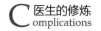
几乎可以预见，医生以后将不得不让电脑取代他们做一些诊断决策。比如一个叫作"电脑涂片筛检系统"的网络系统已经成为子宫颈涂片筛检的主要应用手段。到现在，研究员已经完成了 1 000 多个相关研究，为医学中几乎每个领域都提供了类似的网络系统。有些系统被发展为可诊断阑尾炎、老年痴呆和精神病等疾病，有些系统被设计成可判断乳房 X 线照片和心脏扫描的结果，还有些系统可成功预测癌症治疗、器官移植和心脏瓣膜手术的成功率。

对医疗机械化的反对仍会持续一段时间。原因之一是有些医生没有远见，他们很顽固，不想改变做事的方法。另一个原因就是科学技术越来越发达，而人性色彩却显得愈加薄弱。现在的医学关怀已经很缺乏人性的温情，倘若继续技术至上，人类会感到越来越孤独，病人常常会感觉自己不过是一个病历上的数字。

怜悯与科技并不是水火不容的，它们也可以相辅相成。从根源来看，病人和医生之间除了医疗错误外没有什么矛盾。然而医生不可能摆脱医疗错误，甚至机器也不可能是完美的，错误越多，病人对医生的信任度也越低。不过随着科技的不断发展，各种各样的医疗网络系统不断发展成熟，可以承担越来越多的医学技术工作，医生可能会摆脱医疗错误的困扰，转而更多地关怀病人，比如与病人聊聊天。

医疗看护对我们来说生死攸关，我们总是需要医生帮我们了解发生了什么，为什么会发生，以及可能是什么或者不是什么。医生有义务引导病人，要成为病人的向导和知己。医疗网络系统可以诊断病症，但我们仍需要医生帮助病人恢复健康。

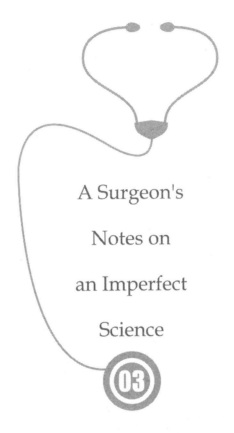

COMPLICATIONS

A Surgeon's

Notes on

an Imperfect

Science

03

切烂的喉咙

　　我在她脖子上摸索着,寻找甲状软骨的突起,但只摸到一层层脂肪,找不到可以下手的地方。该切下去吗?是横切还是纵切?我真痛恨自己。没有一个外科医师会犹豫不决,而我竟这般踌躇。

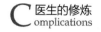
致命的过失

公众认为医疗过失是某些医生的不称职造成的，律师和媒体也这样想，但实际上并非完全如此。医疗过失其实经常发生，而且每个医生都有可能出现过失，只是我们很少能亲眼看到医疗过失的发生，因此常常产生误解。错误发生了，我们情愿认为它们是异常的。

几年前的一个冬天，某个星期五的凌晨2点，我穿着手术服，戴着手套，划开一位少年肚子上的伤口——他在打架的时候被人在肚子上捅了一刀。这时，我的呼叫器响了。"外伤，3分钟！"手术室的护士大声读出我的呼叫器上显示的内容。这意味着救护车即将送来另一位外伤病人。作为在急诊室值班的外科住院医生，病人送来时我一定要到场查看。我离开手术台，脱下手术服。另外两位外科医生——主治医生本森和总住院医生继续处理手术台上病人肚子上的伤口。这两人本该来监督指导我处理那位将被送来的外伤病人，但他们现在走不开。本森今年42岁，看起来冷冰冰的，当我走向门口时，他仔细打量了我一番，说："如果你遇到任何麻烦，就呼叫我们，我们两个中会有一个抽身去帮你的。"

我还真遇到麻烦了。在叙述这个故事时，为了保护病人、同事还有我自己，我修改了一些细节（包括当事人的姓名），但我会尽可能忠于事实。

急诊室在手术室的上一层，我三步并作两步地跑了上去。我到的时候，急诊室的护士刚好把病人推了进来。病人是位 30 多岁的女性，体重超过了 90 公斤，她一动不动地躺在推车上，双目紧闭，脸色苍白，不断有血从鼻孔中流出。

护士直接将她推入 1 号手术室。这间手术室贴着绿色的瓷砖，设备齐全，也有足够大的空间来操作移动型 X 光机。我们把她抬到床上，然后进行检查。一个护士剪开她的衣服，另一个检查她的脉搏、呼吸、体温、血压等数据，第三个护士在她的右臂上扎入粗针头，为她输液。一个外科实习医生将导尿管插入她的膀胱。今晚急诊室中的主治医生是亚瑟，他 50 多岁，看起来干瘦、憔悴，颇像电影《断头谷》（*Sleepy Hollow*）中的纽约警探克瑞恩。他双手交叉，站在一旁静静地看着，这表示我应该赶紧动手了。

在医院里，住院医生大都会处理一些即时性的任务，而且总是有主治医生在一旁监督指导。那晚，亚瑟是主治医生，病人的一切处理措施都由他负责，我照做就好。不过，他不是外科医生，因此由我来做外科手术。

"什么状况？"我问。

救护人员迅速报告着细节："女性，姓名不详，因车辆超速而翻车；身体从车内弹出；对疼痛没有反应；脉搏 100，血压 100/60，呼吸速率每分钟 30 次……"

他一边说，我一边检查病人的伤势。处理外伤病人的第一步，就是确认病人是否呼吸困难。这个女人呼吸急促而微弱，血氧饱和度只有 90%，而正常人的血氧饱和度在 95% 以上。

"她的血氧饱和度太低了。"我没精打采地说。所有的住院医生在医院待上 3 个月以后，语气都会是这样的。我用手指查清她的喉咙里没有异物导致呼吸不顺畅，用听诊器确认了她的两肺没有萎陷，然后给她戴上氧气罩，用力挤压气囊（一个有单向阀的气球，每次挤压后都有 1 公升的氧气进入病人的呼吸道）。大概 1 分钟后，她的血氧饱和度上升到了 98%，看来她需要我们的帮助才能正常呼吸。"为她插管吧。"我说。这就意味着我们要将导管穿过她的声带 [①]，插入她的气管，为她装上呼吸机，以确保她呼吸顺畅。

主治医生亚瑟想为病人做插管手术。他拿起 3 号喉镜 [②]，把弯弯的、很像鞋拔的刀片插入病人喉咙，直至喉头。然后他抬升喉镜手柄，压住病人的舌头，撑开嘴巴和喉咙，露出声带。病人没有抽搐或恶心，表现得很镇静。

"抽吸器，"他说，"我什么也看不到。"

他吸出了一杯的血块，然后拿起一条气管内膜导管 [③]，试图把管子顺着声带插进去。1 分钟后，病人的血氧饱和度开始下降。

护士说："已经降到 70% 了。"

亚瑟不停地和管子做斗争，试图将它插进去。这时，病人的嘴唇开始发紫了。

"60%！"护士说。

亚瑟把病人嘴里的东西都拔了出来，然后又把氧气罩戴回病人脸上。血氧饱和度测量计的绿色显示灯一直徘徊在 60%，然后又逐渐上升到 97%。

---

① 声带是三角状的肌肉组织，位于气管的入口处。——译者注
② 一种 L 形的金属器具，用于打开病人的嘴巴和喉咙。——译者注
③ 一条食指粗细、约 25 厘米长的透明塑胶管。——译者注

几分钟之后，他把面罩拿开，再次试图把导管插进去，血氧饱和度又降到了60%。他又拔出导管，把面罩戴到病人的脸上，血氧饱和度回到了95%。

∽   ∽   ∽   ∽

当导管实在插不进去的时候，下一步要做的就是找特别技术专家。"去请麻醉科医生。"征得亚瑟的同意后，我说道。同时，我继续按照外伤病人的处理原则全面检查病人身体，给病人输液，填写检验单和 X 光检验单。这些只需花 5 分钟。

病人的血氧饱和度降到了 92%，这不正常，因为病人使用了氧气罩。我问护士："氧气开到最大了吗？"

"开到最大了。"她回答。

我再次用听诊器检查病人的肺部，没有萎陷迹象。"我们还是给她插管吧。"亚瑟说。他把病人的氧气罩移开，打算再试一次。

我心想，病人呼吸道阻塞是因为声带肿胀或出血，导管是不可能插进去了。那她活命的机会只有一个，就是做紧急气管切开术——在她脖子上开个小洞，然后把呼吸管从小洞插入她的气管。

如果我想得足够长远的话，我就应该明白自己还没有十足的把握做紧急气管切开术。作为手术室内的外科医生之一，我的经验是比其他人丰富些，但这不代表我能胜任这个手术。我只是在六七次气管切开术中担任过助手而已，而且手术大多是紧急情况，所以根本不可能在这么短的时间内学会如何去操作。我唯一一次自己练习气管切开术，还是在山羊身上做的。

这种时候我应该马上呼叫本森医生来帮忙，我应该把一切工具器械准备好——照明设备、抽吸器、无菌器械等，我该请亚瑟稍等一下，等支援的医生来了再说。我甚至应该在之前就意识到病人的呼吸道已经完全阻塞了，然后我也许该趁情况还比较稳定，还有时间慢慢来的时候拿起手术刀为病人做气管切开术。但是，也许是因为过于自信、心神不宁、患得患失，或是根本没弄清状况或其他什么原因，我错失了机会。

亚瑟一心想把管子插进病人的声带。当病人的血氧饱和度再次降到60%的时候，他停下手，把面罩扣了回去。我们盯着测量计，然而数字没有回升，她的嘴唇仍然发紫。亚瑟努力挤压气囊，想把更多的氧气送进去。

"氧气进不去了。"他说。

我这才醒悟过来，这简直太糟糕了。"妈的！呼吸道堵住了。准备做紧急气管切开术！灯！叫25房的本森医生过来！"

我努力让自己冷静下来。我告诉护士把手术服和手套拿来，然后从架子上拿了消毒药水抹在病人的脖子上。一个护士准备好一套无菌铺单和手术所需器械。我穿上无菌手术服，戴上一副新手套，心里反复回想要如何去操作。我告诉自己，这很简单，真的不用紧张：在喉结处有一个小小的间隙，这里有一层薄薄的纤维组织，也就是环甲膜。切开它，你就进入气管了。然后把一条10厘米长的塑胶管插进去，连接起氧气筒和呼吸机，就OK了。但这只是理论。

我把铺单铺在病人身上，把脖子露了出来。我在她的脖子上摸来摸去，想从厚厚的脂肪中找到下刀的地方。

"我需要再亮一点。"我说。立刻就有人出去找照明灯了。

"有没有人去叫本森来？"我不太有底气地问道。

"他还在忙。"有个护士回答。

没有时间再等了。缺氧 4 分钟，病人即便没死，脑部也会因此受到永久性损伤。最后，我拿起手术刀切了下去。我在病人的脖子中央由左至右切了一条 7 厘米左右的刀口，实习医生用拉钩撑开伤口，我用剪刀将切口剪得更深了一些。虽然没有大出血，但血已淹没了伤口，我什么都看不到。我叫人把抽吸器拿来，但是抽吸器这会儿却不工作了——由于之前使用时血液中有许多组织碎片，导管被堵住了。

"拿些新导管来！"我喊道，"灯怎么还没拿来？！"

医院勤务工终于推来一台高架照明灯，可还是太暗。要是有强光手电筒就好了，我想。

我把血抽吸干后，用指尖去摸索伤口。这回我觉得我找到了环甲膜。但我还是不敢完全肯定。

这时，满头白发、经验丰富的麻醉师老本进来了。亚瑟迅速向他介绍了病人的情况，并退开一步让他接手。

我像拿笔一样拿着手术刀，想着就从这里切吧，然后使劲一切，突然感到手下一空，我切了一个 2.5 厘米长的开口。我把食指放进去时，感觉自己好像打开了一个空间，但是我预期的空气流动的声音在哪里？切口够不够深呢？切对地方了吗？

"我想我已经进去了。"我说这话是为了鼓励自己，也让大家放松一下。

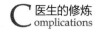
"希望如此，"老本说，"她的时间不多了。"

我拿起气切管又扭又转，最后强塞了进去。这时，本森赶到了。他探过头来一看，问："气切管插进去了吗？""我想是进去了。"我答道。我们把氧气罩与气切管的一端相连。结果，气囊一压，空气就从伤口漏了出来。本森飞快地戴上手套、穿上无菌衣。

他问道："呼吸道阻塞多久了？"

"不知道，大概 3 分钟吧。"

本森面色凝重，因为他只剩 1 分钟可以扭转乾坤。他接过手，两三下就把气切管拔出来，一看伤口，叫道："天啊，真是惨不忍睹，都被你切烂了，我都不知道你切的位置对不对。把灯调亮一些！抽吸器呢？"助手把新的抽吸管递给他。他迅速将伤口清理干净，然后进行下一步。

病人的血氧饱和度太低，血氧饱和计已经测不到了；心跳速率也越来越慢，一开始是 60 多，现在只有 40 多；脉搏也完全测不到了。我双手叠在一起放在她的胸部下半段，手肘打直，俯身，帮她做心脏复苏术。

本森抬起头来，对老本说："我没能及时挽救她的呼吸道。你从上面再试一次吧。"言外之意就是说，因为我的过失，事情被搞砸了。我很难过，只能低着头专心做心脏复苏术，不敢看其他人。我心想，再试一次气管插管又有什么用呢？只能是做无用功，这回真的没救了。

之后，我突然听到令人振奋的消息，老本说："我插进去了！"他用儿科的小号气管内管完成了这个手术。由于人工换气成功，不到 30 秒，病人的心跳就恢复正常了，血氧饱和度上升到 97%。在场的所有人都长长地舒了一口气。本森向我交代了一下之后的步骤就回手术室了，那个肚子被捅了一刀的少年还在手术台上等着他。

我们确认了这位病人的身份资料（在讲述中我会用"威廉姆斯"指代她）。救护人员把她送来的时候，她体内的酒精浓度已经超过法定标准上限3倍，可能就是这个原因导致她失去了意识。当天晚上，本森和外科总住院医生妮可把她推到手术室，重新做了一次气管切开术。

本森从手术室出来后向病人家属解释，她被送来的时候情况十分严重，呼吸道堵塞，呼吸困难，我们费了九牛二虎之力才把她救回来。尽管如此，她的脑部还是有很长一段时间处在缺氧的状态，因此不知道脑部功能有没有受损。家属静静地听他说着，没有任何异议，现在能做的也只有等待。

∞   ∞   ∞   ∞

我们再来看看其他几桩外科事故：有一位外科医生在手术时把一支很大的金属器械落在了病人的肚子里，结果病人的肠子和膀胱都被刺破了；另一位肿瘤外科医生为一位女病人做乳房切片检查，但却搞错了地方，使其癌症诊断拖延了数月；还有一位外科医生在急诊室碰到了一位腹部剧痛的病人，他没做电脑断层扫描就认定病人患有胆结石，18个小时后，扫描结果显示是病人的腹部主动脉瘤破裂，没多久，病人就死了。

你可能会说，怎么会有医生犯下这种大错？他们必须为所犯下的过错受到惩罚。根据相关法律规定，因为医疗过失，医生可能要面对医疗官司、媒体曝光、停职处分，或是被解雇的命运。

做错了事就要接受处罚，这固然是合情合理的。然而，现实生活并非这么简单。在医生这个行当中，有一件事是毋庸置疑的：所有的医生都可能犯

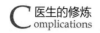
下可怕的错误。想想我刚才描述的实例吧。这些实例来自我询问的一些我认为值得尊敬的外科医生，他们都是从顶尖的医学院毕业的。上述实例是他们告诉我他们在过去一年中所犯的错误。每一个人都犯过。

亡羊补牢

1991 年，《新英格兰医学期刊》（ *New England Journal of Medicine* ）发表了一系列以医疗事故为研究课题的重量级报告——"哈佛医疗执业研究"项目（Harvard Medical Practice Study），研究对象为纽约州的 30 000 多家医院和诊所。研究发现，将近 4% 的住院病人因为并发症而导致住院时间延长、残疾甚至死亡，而这些并发症有 2/3 是后期护理不当引起的，1/4 则确定是由于医生的医疗过失所致。据统计，美国每年至少有 44 000 名病人死于医疗过失。

你也许会认为，治疗不当的例子只集中在少数差医生身上，但事实上，大多数外科医生在行医生涯中至少被起诉过一次，而在医院照顾病人的临床医生，每年都可能犯下重大错误。每次媒体大幅报道骇人听闻的医疗事故的时候，医生很少会感到愤慨。他们通常会想：我也可能会犯这种错误。因此，最重要的问题不是如何避免差医生伤害病人，而是如何保证好医生不去伤害病人。

即使可以打医疗官司也于事无补。哈佛法学教授特洛严·布伦南（Troyen Brennan）指出，医疗过失的发生率不会因为医疗官司的存在而减少。那些提出医疗过失诉讼的病人中，只有很少的一部分确实是医疗过失的受害人。而医疗官司最终能否打赢，主要取决于原告病人的状况有多惨，而并非这个结果是不是由医疗过失所造成的。

有关医疗官司，更深一层的问题是，若把过失放大化，将其视为不可饶恕的问题，那么医生当然会拒绝公开承认和讨论这个问题。这种扭曲的制度造成了医生和病人间的敌对关系。错误发生时，医生几乎不可能坦诚地把错误告诉病人。医院的法律顾问会警告医生，虽然按规定他们必须要告诉病人出了什么问题，哪里受了伤，但在言语中不可以暗示在治疗中存在医疗过失。否则，这种"自白"会让病人一口咬定一切后果都是医生造成的，成为对自己不利的证据。最多，医生只能说："我们很遗憾。我们尽了最大努力。"

∞   ∞   ∞   ∞

有一个地方可以让医生们坦率地讨论自己的过失，它被称为"发病率与死亡病例讨论会"，简称为 M&M，几乎所有的教学医院每周都会开一次这样的会议。美国大多数州明文规定司法机关不得调阅这种病例讨论会的记录，尽管如此，还是经常有人施压，希望这种会议记录能够被公之于众。外科医生特别重视这种讨论会，在这里，他们可以关起门来认真检讨错误，裁定责任归属，同时进行反思，看看下一次怎样才能做得更好。

在我们医院，每星期二下午 5 点都会召开发病率与死亡病例讨论会。所有的外科医生和实习的医学院学生都必须参加，因此出席人数常有近百人。主任外科医生收集了每一个案例的相关治疗信息，包括心脏、血管、外伤等各方面，走上讲台进行报告。

这里有一些病例单，上面列的都是从日常治疗中挑出的典型案例：68 岁男性，心脏瓣膜手术后失血过多死亡；47 岁女性，左腿动脉旁路术后出现感染，不得不再次手术；44 岁女性，胆囊手术后胆汁渗漏；3 个病人术后大出血，再次手术；63 岁男性，心脏绕道手术后心跳骤停；66 岁女性，腹部伤口缝合处的线突然断裂，肠子差点漏了出来；还有前面描述的事故——发

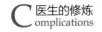
生车祸、气切失败的威廉姆斯这个惨痛的经验也被列入会议的讨论范围。

轮到这个病例的讨论时，外科总住院医生妮可上台讲述经过："34 岁女性，酒醉驾车，车速过快而翻覆。抵达急诊室时，昏迷指数 7 分。"（昏迷指数用来评估头部外伤的严重性或昏迷的程度，7 分属于昏迷。）接着她又说："可能是由于呼吸道阻塞，急诊插管数次，没有成功，后来进行气管切开术，也没有成功。"

妮可继续报告："病人心脏骤停，于是为她实施心脏复苏术。麻醉科医生后来用儿科用的气管内管插管成功，病人情况因而稳定下来。"

大家心照不宣，威廉姆斯想必是因为脑部缺氧才会心脏骤停，这时很容易出现中风或者更糟的状况。然后，妮可阐述了事件的结果："她的后期检查结果显示，没有脑部永久受损的迹象，也没有其他后遗症。"是的，就我了解到的情况，出院回家后她脖子上的伤口也结痂了。她的家人觉得如释重负，我也是。

负责报告下一个病例的总医生还没登场，第一排突然传来大声斥责的声音："什么意思?！'气管切开术没有成功？'"我的双颊火辣辣的，真想找个地洞钻进去。

"这个病人是我负责的。"本森从前排挺身而出，一句话道尽了外科文化。出现差错时，主治医生要准备好承担所有责任——不管是住院医生失手把病人的主动脉割破了，还是主治医生在家休息时医院里的护士把药剂量搞错了。总之，在这种讨论会上，责任都会落在主治医生身上。

本森接着描述那天急诊主治医生为何插管失败，而当他赶到的时候又是如何难以收拾的局面。他小心翼翼地陈述，使那些失误听起来是由于复杂因素太多而并非人为疏失导致的。有几位主治医生摇摇头，表示同情。针对细节，他们问了几个问题。由始至终，本森的回答都很客观，也很自然。

负责我们外科的主任问了最后一个问题。他想知道，如果下次再出现这样的状况，我们应该怎么做才能避免错误？本森答道，手术室里那个刀伤病人的情况很快就控制住了，因此，他可以指派妮可前去急诊支援，或者他自己去急诊支援。

在这次讨论会上，没有人质问我为什么不早一点请求支援，或者为什么不具备完成气切手术所需的技术与知识。然而，这并不表示大家都能原谅我的做法。在外科严格的层级制度下，纠正我的错误是本森的职责。第二天，他在大厅看到我，就把我拉到一边。他指责我的过错，语气听起来不止是愤怒，更多的是痛心。

本森说完就走了。羞耻感像一把火，在我心中燃烧。这并不是罪恶感，罪恶感是你做错事的感觉，而羞耻感是另一回事：你就是那个错误，你觉得每个人看到你时都会想到你做的"好事"。我知道这种感受在短时间内将一直伴随着我。一位全国知名的外科医生告诉我，有一次他为病人切除腹部良性肿瘤，手术中病人因大出血而死，他说："我本想治好这个病人，结果病人却因我而死！"事情过后连续数月，他都无法摆脱这个阴影，很难独自完成手术。

比失去自信更糟的是武装自己。有些外科医生总是看到其他医生的错误，偏偏看不清自己的。他们丝毫不怀疑自己的能力，也不会对自己造成的后果感到恐惧。有一位外科医生告诉过我，很少有外科医生一点儿恐惧心理都没有，这种没有恐惧感的人反而更令人担忧。如果医生开起刀来一点儿也不怕，那病人恐怕就要遭殃了。

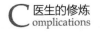
讨论会的意义在于使医生以"正确"的态度面对错误，不怀疑自己，也不否认一切。如果是可以避免的伤害，主任会问："你有没有想过还能怎么做？"你不能用"只能这样""别无他法"来搪塞。

因此，讨论会实在是一种极其复杂又非常人性化的机制。在会议讨论中，我们可以得到一个心得：避免错误要运用意志力，要眼观六路、耳听八方，时时留心各方面的信息，预料到每一个环节可能出错的地方，防患于未然。出错并非不可饶恕，重要的是从中吸取教训。

其实，发病率与死亡病例讨论会的本质似乎有些矛盾：一方面强化"错误不能被宽恕"这种观念，另一方面会议每周都会举行一次，这又等于承认错误是医学中无可避免的一部分。

∞   ∞   ∞   ∞

为什么错误发生得如此频繁？研究医疗过失的专家卢西恩·利普（Lucian Leape）指出，很多产业对错误率的容忍度不像医疗界那么高，半导体制造业或是五星级饭店的服务都努力追求零错误，航空业也力争把操作错误的发生率降低到十万分之一以下，且这些错误大都不会造成什么伤害。然而，病人比飞机更具有独特性，也更复杂。医学也不是生产线，更不是产品目录，它比人类涉足的其他任何领域都要复杂。过去20年来，从认知心理学、基因工程到灾难研究，都让我们深刻了解到一个事实：不仅每个人都会犯错，而且每个人都常常会犯错。如果犯错后我们的行为模式不做相应调整，依然我行我素，那么不但不能消除错误，反而会一发不可收拾。

英国心理学家詹姆斯·瑞森（James Reason）认为，人类大脑有着了不起的思考能力，有时会凭直觉去做事。在遭遇前所未见的情况时，感官会传来各式各样让人应接不暇的信息，我们可以迅速过滤这些信息，当机立断，不浪费一点时间。不过这个优势有时也会带来很多问题，使人们在某些方面特别容易犯错。因此，如果一个体系的正常运作必须依赖人类完美的表现，那么很多错误就会伺机冒出。

在医疗中，这种例子数不胜数。就拿开处方这个常规程序来说，记忆力和专注力都很重要——偏偏人类的记忆力并不可靠，也常常会开小差。不可避免的是，医生会开错药或用错剂量。即使处方笺上写得完全正确，药师在拿药的时候也可能因看花眼而拿错药。此外，厂商在生产医疗器械的时候并没有考虑到人类操作中会遇到的问题，所以免不了会有许多潜伏的错误。像心脏电击器这种没有设计标准的仪器，医生在使用的时候必然会出现一些问题。同时，工作量太大，或是现场混乱，医疗团队成员沟通不足产生误解，这些都可能成为医疗体系中的潜伏错误。

瑞森还有一项重要的研究结果：错误不仅很容易发生，还会随时随地发展变化。在复杂的系统中，单单一项错误很少会造成伤害，而且如果错误逐渐表面化，系统会立刻启动防御机制。例如，药剂师和护士总会再三检查医生开的处方，看有没有错误，但错误不一定总是明显的，防御系统也常因为错误处于潜伏期而没能发挥作用。如果一位药剂师手上有 1 000 张处方要处理，就很有可能会看错其中的一张；机器的警示铃也有可能坏了；该去急诊支援的外科主治医生可能正在为其他病人开刀而分身乏术。本来只是几个小疏漏，集在一起就可能酿成大麻烦。

但发病率与死亡病例讨论会完全没有将这一点纳入其考虑范围之内。因此，很多专家认为分析错误并不能改善医疗过失的发生。在发生一连串事件的时候，医生只是最后必须出来承认错误的人。研究错误的专家认为，如果出错，应该仔细检讨、改善过程，而非检讨个人过失。因此，他们希望医疗走向专业化，就像企业一样追求单一产品的品质。目前已有成功的例证，如

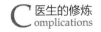

疝气修补技术炉火纯青的肖尔代斯医院，再如全美国的麻醉科因采取这样的方针而卓有成效。

被安乐死

美国麻醉医师协会（American Society of Anesthesiologists）的徽章中央印有"警觉"一词。你为病人做全身麻醉，病人沉睡不醒，这时他的身体就完全由你控制了。病人的身体是麻痹的，脑部没有意识，呼吸、心跳、血压等所有重要的生命指征全由机器控制。机器和人体一样，具有错综复杂的结构，每一个环节都可能出现问题，即使是小手术也不例外。在 20 世纪 40 年代，每 2 500 次手术中就有一个麻醉死亡的案例。从 60 年代到 80 年代这 20 年间，麻醉致死率一直维持在万分之一到万分之二之间。

麻醉科医生艾利森·皮尔斯（Ellison Pierce）仍觉得这样的死亡率太高。从 1960 年起，他就开始搜集所有麻醉致死的案例资料，包括他偶然遇到或是参加过的所有案例。最让他痛心疾首的是朋友女儿的病例。这个 18 岁的女孩是到医院拔智齿的。在做全身麻醉的时候，麻醉科医生把本该插入气管的呼吸管插进了她的食道，这个医生并没有及时发现错误，结果不到几分钟，女孩就因为缺氧死亡。皮尔斯知道麻醉致死率在美国只有万分之一，但美国每年接受麻醉的约有 3 500 万人，也就是说有 3 500 个病人因麻醉而丧命，就像皮尔斯朋友的女儿一样。

1982 年，皮尔斯当选为美国麻醉医师协会的副主席。同年，ABC 电视台在《20/20》节目中探讨了麻醉致死的问题，在社会上引起了轩然大波。节目一开始，主持人说道："假设你正躺在手术台上，医生即将为你做全身麻醉，接下来有很长一段时间，你将失去意识。一般来说，全身麻醉是安全的，但因为人为错误、疏忽以及经验丰富的麻醉科医生的严重短缺，麻醉就存在相当大的风险了。今年预计将有 6 000 个病人因麻醉不当遭受脑部损害或死亡。"节目还播出了几桩骇人听闻的麻醉伤害事件。这个节目播出后，不少人为麻醉事件感到恐慌，同时医疗保险投入也在节节高升。就在此时，皮尔斯动员美国麻醉医师协会集中反思引发麻醉致死的原因和改进方法。

他接受了杰弗里·库珀（Jeffrey Cooper）的一些建议。库珀是一名工程师，1978 年发表了一篇具有开创意义的论文《可避免的麻醉事故：人为因素的研究》（*Preventable Anesthesia Mishaps: A Study of Human Factors*）。库珀 26 岁时进入麻省总医院生物工程部门设计麻醉机，他注意到已有的麻醉机设计中的问题实在太多了。例如，顺时针旋转麻醉机的挥发器刻度盘，一半麻醉机内的强效麻醉药的浓度将降低，另一半麻醉机内的药品浓度反而会升高。他决定用关键事件分析法（在 20 世纪 50 年代被用来分析飞行事故）来探索麻醉的问题。他利用谨慎的引导访谈，尽可能多地了解细节，看看这些麻醉的问题是如何演变而来的，有哪些成因，然后对访谈结果进行归纳总结。

这是第一次有人用科学方法深入研究和探讨医疗过失。库珀详细分析了 359 个案例，发现了很多不为人知的现象。大家向来认为麻醉在一开始时最危险（就像飞机在起飞时最容易出差错），然而案例分析发现，最危险的时候其实是麻醉进行到一半的时候，这时正是医生的警觉松懈的时候。最常见的疏忽是没注意到病人的呼吸是否出现问题，而造成呼吸问题的原因可能是管线松动、呼吸管没接好或者麻醉机使用不当。库珀也列举了许多造成疏忽的因素，包括经验不足、对器械不够熟悉、团队成员间沟通不当、仓促行事、注意力不集中或者疲劳等。

库珀的研究引起了很多麻醉科医生的注意，但大家只是议论纷纷，没什么具体行动，直到皮尔斯站了出来。皮尔斯成立了一个基金会来赞助麻醉

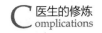
问题的研究，探讨如何减少库珀找出的医疗过失。他还组织召开国际会议，听取全世界麻醉科医生的意见，也找厂商来讨论，看能否设计出更安全的麻醉机。

不久后，皮尔斯的努力有了成效：麻醉科住院医生的工作时数减少了；厂商在设计机器的时候开始考虑操作者可能会犯的错误；刻度盘也逐渐标准化，统一往一个方向转；麻醉机内也加入了控制阀，避免出现意外，跑出两种以上的麻醉气体；氧气的控制开关也得到了改进，使氧气能够持续均匀地输送。

尽管有些错误不能直接消除，但麻醉科医生已经开始思考要怎么做才能尽早发现问题。例如，食道和气管的位置非常接近，呼吸管插错地方仍属难以避免的错误。为了检查呼吸管是否插错地方，麻醉科医生会把听诊器放在病人的肺部听呼吸声。但库珀的报告显示，即使这样做了，这类过失还是很多，因此应该找出更有效的预防方法。事实上，医生可以使用一种监视器来侦测管子是否插错了地方。这种监视器很多年前就已经问世，不过因为价格昂贵，很少有医院会装备它。由于皮尔斯等人的敦促，美国麻醉医师协会将上述监视器列为全身麻醉的必备仪器。

现在，我们已经听不到因为呼吸管连结出现问题或呼吸管插错部位引起的麻醉致死案例。不到 10 年，麻醉致死率已经降到二十万分之一，是以前的 1/20。

∽　　　∽　　　∽　　　∽

美国的麻醉改良并非仅此而已。斯坦福大学的麻醉科教授戴维·伽巴（David Gaba）则把重点放在麻醉科医生的身上。他领导一个团队设计出了一种麻醉危险模拟系统。这个系统包含一个真人大小、由电脑操控的假人，假人有血液循环和心跳，肺部也会吸入氧气，呼出二氧化碳。如果你将药物注入假人体内，假人便可以检测出药物的种类和剂量，心跳、血压和血氧饱和度也会随之变化。假人还会自动制造一些紧急情况，如呼吸道肿胀、出血或心脏病发作。用来模拟训练的实验室的配备和手术室一模一样，假人就躺在手术台上，住院医生或主治医生都可以在此练习如何处理突发状况，比如麻醉机故障、停电、病人在手术中心脏骤停或是剖腹产孕妇出现呼吸道阻塞等。

毫无疑问，麻醉科引领了其他医学领域去分析和改变医疗系统的弊端。美国医学会（American Medical Association）在 1997 年创立了国家病人安全基金会（National Patient Safety Foundation），并邀请库珀和皮尔斯担任这个基金会的会长。基金会赞助各种研究，举办各种研讨会，并致力于为医嘱系统制定出一套新的标准，以大幅减少用药错误这个最常见的医疗过失。

在手术安全方面，也有鼓舞人心的进展。例如，由于身体器官两边对称，装错病人的膝盖、脚或其他部位的手术时有发生，一旦出现这种不可原谅的过失，院方的反应常常是将医生革职，但事实上单纯地将犯过失的医生革职也于事无补。1998 年，美国骨科医学会（American Academy of Orthopedic Surgeons）就提倡了一个简单的预防方法，所有的骨科医生在为病人手术之前，必须用笔在要开刀的部位上做标记。

永不放弃

设于达特默斯的新英格兰北部心血管疾病研究组（Northern New England Cardiovascular Disease Study Group）的研究是另一个成功的例证。这个研究组追踪研究了 6 家医院的心脏手术术后死亡和并发症案例（如伤口感

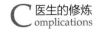
染、出血不止、中风等），并设法找出是哪些危险因素造成了这些后果，例如，研究人员发现，接受血管旁路术的病人术后会出现贫血的症状，死亡率相当高，而且最常发生在年纪幼小的病人身上，其原因主要是用于启动人工心肺机的溶液会稀释病人的血液，造成贫血，且病人年纪越小就越严重。这几家医院已经想出了几个不错的办法来解决这一问题。研究组的另一项研究发现，这 6 家医院中有 1 家在将术前检验结果传到手术室时出现了错误。于是，他们建议这家医院向飞行员学习，在所有的病人被送到手术室的时候都附上一张检查表。

这些努力带来了很好的成果，1991—1996 年间，这 6 家医院的病人术后死亡率从 4% 降到 3%，这意味着有 293 个病人因为这个机制保住了性命。尽管这个组织只研究了几个方面，也没用到什么先进的技术，但还是提出了很有用的改进意见，避免了许多医疗过失。然而对于如何全方位地避免过失，目前的资料信息还是很少。有非常多的证据显示，潜伏错误和系统因素可能会导致医疗事故：像是缺乏标准化程序、医生经验不足、医疗机械的设计不够精良、技术人员短缺、团队合作欠佳、手术时间不对或医疗企业化的影响等，不胜枚举。

∞   ∞   ∞   ∞

今天是平常的一天，我要做一台胆囊手术。病人是一个有生育经历的 40 来岁的妇女。她躺在手术台上，身上盖着铺单，只露出涂了碘酒的、黄黄的、圆圆的腹部。胆囊藏在肝脏后方，是个软软的、手指长短的、装着胆汁的袋子，像个漏气的绿色气球。如果病人有胆结石，会感到一阵阵的剧痛，将胆囊切除后，疼痛就会消失。

这种手术当然有风险，但风险已经比过去小很多了。10 年前，医生还必须在病人的肚子上切一个 15 厘米左右的大伤口来切除胆囊，然后病人得在病床上休养三四天。今天，我们可以用迷你摄影机和一些先进器械从腹部的微小切口入手来做胆囊切除——即腹腔镜胆囊切除术。在美国，每年有 50 万病人接受这种手术。在我们医院，这种手术每年也有好几百台。

主治医生示意我可以动手了。我在病人肚脐上方小心翼翼地切了个直径约为 3 厘米的半圆切口。我切开脂肪和筋膜，然后进入腹腔，置入一个 1 厘米宽的套管，以便器械由此进出。我们放入充气管，注入二氧化碳。这时，病人的肚皮就像轮胎打气一样慢慢地鼓胀起来。我放入迷你摄影机，从手术台边的监视器，我们可以很清楚地看到病人的肠道。随着病人的腹部不断膨胀，摄影机便有足够的空间在病人腹中移动。我不断调整着摄影机的位置。

我们在病人腹部切了 3 个更小的切口作为手术的附加入口。主治医生在他那边的切口处插入一把细长的夹子。他一边注视监视屏一边操作，将夹子慢慢地伸到肝脏边缘，夹住胆囊，将其拉到视线之内，然后我们就可以切除胆囊了。

胆囊切除术其实很简单。从根部切断，然后止血，再把这个绿色的小袋子从腹部的切口拉出来即可。接着，排净腹腔内的二氧化碳，移除套管，然后缝合好小小的切口，贴上创可贴，就大功告成了。但是要注意一点，如果你在手术中不小心切断了总胆管，胆汁就会回流，造成肝脏损伤，10%~20% 的病人甚至会因此而丧命，而幸存的病人也可能由于肝脏的永久性损伤而必须换肝。因此任何手术团队在进行腹腔镜胆囊切除时总是很小心，避免这样的错误。

我用切割器械小心谨慎地剥开覆盖在胆囊根部的白色纤维组织和黄色脂肪。现在我们可以看到胆囊粗粗的根部，而且越向里延伸就越细，相较周围

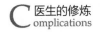
的组织显得格外突出。为了确定胆囊管的位置，不切到总胆管，我把周围的组织剥开了一点。这时，我停下手来，和主治医生讨论分析一下手术部位的结构，确定这里就是胆囊管了。我们使胆囊管露出多一点，离总胆管远一点。主治医生说："切吧！"

我插入钉夹置放器（一种 V 形的金属夹），对准胆囊管准备切下。突然，我从监视屏上看到管子上有一小颗脂肪组织。这本来没什么可大惊小怪的，可我心里总觉得它看起来不太正常。我试着用钉夹置放器把这一小颗东西拨开，没想到后面连着一层薄薄的组织，在这组织之下，我们看到胆囊管居然有个叉口。我的心跳都快停止了。要不是多看了这么一眼，病人的总胆管一定被我切掉了。

∞　　　∞　　　∞　　　∞

对于医学过失存在一种悖论。一般来说，如果技术纯熟，加上一丝不苟的态度，再三查看手术部位，总胆管就不会被切掉。然而研究同时显示，即使是经验极其丰富的外科医生，在做腹腔镜胆囊切除术时，每 200 台中还是会出现 1 次切断总胆管这种重大过失。换句话说，这次我可能避免了错误的发生，但根据统计，不管我多么努力去避免这种错误，我在职业生涯中还是至少会有一次碰到这样的严重过失。

故事并非到此为止了。如果从认知心理学和错误分析理论来看，或许情况并没有这么令人悲观。美国麻醉科的改良就是很好的例子。我们要学会对事不对人，针对错误本身而并非犯错的人，这样可能会有意想不到的效果。尽管统计学家说，总有一天我会不小心切到病人的总胆管，但我还是相信，每一次为病人做胆囊切除手术的时候，如果我小心谨慎、明察秋毫，还是可以化险为夷的。这不是自负，而是作为一个好医生必须有的信念。我从腹腔镜胆囊切除手术中学到了一点：错误很容易发生，一个不注意便会引发大麻烦。认真的确很重要，即使对微不足道的细节都要提高警觉、全神贯注，这样才不会"一失手成千古恨"。

这也可以解释为什么很多医生对所谓的"系统问题""持续性品质改善方案"和"流程再造"不以为然。这些用在企业中或许可以，但人体结构太复杂了，不能一概而论。回想起在急诊室的那个星期五凌晨，我拿着手术刀，低头看着威廉姆斯——她的嘴唇发紫，喉咙肿胀、出血，呼吸道阻塞。面对这种情况，系统工程师也许可以提出几个有效的改善方法，比如在手边准备好抽吸器和更好的照明设备；也许，医院应该把我训练得更好，以应付这样的危机，比方说让我多在山羊身上练练手；也许，做紧急气管切开术对我们来说还是太难了，工程师不如设计出一套自动切开机来为病人做紧急气切。

虽然我面前有许多困难，但这并非意味着我一点成功的机会都没有。医术要精进，就得随机应变，把握一切。我本该及早请求支援的，但我却没有，这是不争的事实。我把刀子切入病人的脖子，尽可能做到最好，但还是不够好。这次只是我们走运罢了，老本及时把管子插了进去。

倘若我真的犯了错误，有很多理由可以让我避免被吊销执照或被送上法庭，但这些理由并不能让我原谅自己。不管设想得如何周到，医生还是难免会犯下各种错误。要求我们做到完美实在不合情理。然而，我们自己千万不能放弃对完美的追求。

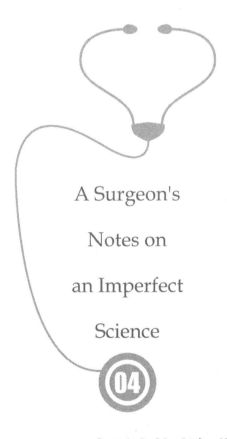

COMPLICATIONS

A Surgeon's

Notes on

an Imperfect

Science

04

9 000 个医生的嘉年华

主办单位安排了3间放映室，接连6天从早到晚播放手术视频，我看得目眩神迷。片中呈现了各种手术，有大胆的，有精细的，还有既简单又高明、令人拍案叫绝的处理方法。

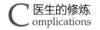
年会 VS 集贸市场

"你去参加年会吗？"主治医生问我。

"我吗？"我知道他指的是即将举办的美国外科医师学会（American College of Surgeons）的年会。我从来没想过我会有资格参加。

年会是医学界的一大盛事。过去 30 年来，我当医生的父母每年都会参加这个年会。在我小时候，他们带我去过几次。我还记得大会场面十分壮观，来自五湖四海的医生们齐聚一堂，十分热闹。

做了住院医生之后，我已经习惯了每年 10 月份的手术排班表突然空下来，因为所有的主治医生都去参加年会了。我们住院医生必须留守阵地，跟着少数几个不幸的主治医生（通常是资历最浅的）留在医院，处理外伤和急诊病人。

因为没有手术，我们大部分时间都待在阴暗、潮湿的休息室里。休息室铺着棕色地毯，有一个快被坐塌了的沙发、一部坏了的划船练习器和一堆空易拉罐，还有两台电视——其中一台是坏的。这时正是职业棒球总决赛转播的时候，我们一边看电视，一边吃着外卖。

　　然而，每年还是有几个资深的住院医生可以参加这个年会。今年是我当住院医生的第六年，医院通知我可以去参加年会了。不出几天，我就拿到了往返芝加哥的机票、宾馆的住宿券和参会证。此时我正搭乘波音 737，身在万里高空的云端，突然，一个问题浮现在我脑海里：大家到底是为了什么千里迢迢地去赶赴年会？

∞　　　　　∞　　　　　∞　　　　　∞

　　我赶到芝加哥迈考密会展中心，发现参加者多达 9 312 人。这个会议中心大得就像机场航站楼，热闹得就像宾州火车站。我站在大厅上方的平台上眺望下面，感到无比震撼。在这座建筑里，这么多人都在谈论外科手术，而我从小生长的小镇上差不多也就这么些人。

　　这些外科医生大多是中年男性，穿着灰黑色的西装和皱巴巴的衬衫，打着土气的领带，看起来几乎都一个样。他们三三两两聚在一起，微笑、握手、寒暄。几乎每个人都戴着眼镜，有些驼背——这是长期站在手术台边弯腰做手术的结果。

　　我们每个人一抵达会场，工作人员就发给我们一本 388 页的会议指导手册，详细列出了从第一天早上的论坛《怎样做高级影像导航乳房活检》到第六天（也就是闭幕日）的专题《门诊治疗肛门直肠疾病的前景》。然后，我找了个位子坐下来，一页一页地浏览着手册，用蓝色圆珠笔圈出一个个吸引人的主题。我想，这里展示了最新最好的医疗技术，在这里可以学到更接近完美的东西，所以我要尽可能参加每一场报告会。

　　不一会儿，我的手册上已经画满了蓝色的圈圈。但就第一天上午的议程而言，我就有 20 多场手术研究会想参加。我拿不定主意，是去听《颈部手术的演讲》，还是去看看《头部枪伤处理的新方式》？最后，我还是决定参

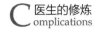
加《修补鼠蹊部疝气的最佳方法研讨会》。

我提前赶到了演讲厅，然而 1 500 个座位都已经坐满了。显然，这种手术很热门，大家都不想错过。我只得和一群人站在最后面，几乎看不到前面的讲台，还好有投影仪将发言者的形象投影在荧幕上。11 位外科医生一个接着一个上台，用幻灯片做报告，发表自己的看法。

第一位医生报告说，根据他们的研究，利钦斯坦手术是修补疝气最可靠的方法。第二位医生认为，利钦斯坦手术还不够可靠，肖尔代斯的技术才是最好的。之后又有一位上前说，两位都错了，该用内窥镜来做。另一位医生又站起来反驳道，还有更好的方法，可以用一种特殊的器械做，我刚刚申请到了专利。这样轮流发言各抒己见，两个半小时一下子就过去了。现场讨论气氛热烈，不断出现高潮，整个研讨会到结束时还是跟开始的时候一样座无虚席。

下午，我去看纪录片。主办单位安排了三间放映室，在年会召开期间从早到晚连续不断地播放手术纪录片。我走进其中一间放映室，立刻被深深地吸引住了。片中展现了很多精彩绝伦的手术：有新奇的，有精细的，还有既简单又高明、令人大呼过瘾的。

第一段是在曼哈顿的斯隆 - 凯特琳癌症中心拍摄的。开始时是病人腹部的特写，然后就看见一双戴着手套、沾满鲜血的手正在做手术。这是一台极难而且风险很高的手术——切除病人胰脏尾部的恶性肿瘤，然而主刀医生两三下就把肿瘤切掉了，就像在玩游戏。他把脆弱的血管轻轻挑起，轻快麻利地切割着组织。很快，恶性肿瘤就被切下来放在盘子上了。

另一部影片的主角是来自法国斯特拉斯堡的外科团队。他们要切除病人骨盆深处的大肠癌变部位，再做肠道重建手术。整个手术完全利用腹腔镜进行，只在病人腹部留下微小的伤口，术后用一块创可贴贴住伤口就行。他们的手法精妙绝伦，令人拍案称奇，就像取出瓶装模型——从长长窄窄的瓶口取出一艘多桅帆船一样。

最奇妙的一段影片是得克萨斯州休斯敦外科医院的作品，是做咽食管憩室的修补。这种手术通常需要花费一个小时以上的时间，脖子旁边也会留下一个手术切口，但片中的医生只花了 15 分钟就完成了手术，病人的脖子上也没留下任何切口。

一个个精湛的手术让我目不暇接，一待就是 4 小时。直到放映结束，我才眨眨眼静静地走出放映室，心中充满了喜悦满足的感觉。

∞　　　　∞　　　　∞　　　　∞

临床研讨会一直持续到晚上 10 点半，所有的研讨会都跟我刚开始参加的一两场差不多，只是质量参差不齐，有的迂腐，有的绝妙，有的庸俗，有的奇特。不过这种研讨会也并非是年会的重点。我们很快就发现，年会是学术活动，也是商业活动。饭店房间的电视夜以继日地播放医疗器材广告，像是不留下针脚痕迹的组织缝合器和立体光纤镜等；药厂和医疗器材厂每晚都会在餐厅设宴招待医生。此次年会共有 1 200 家赞助厂商，总共出动了 5 300 位业务代表——平均不到两位医生，就对应着一位业务代表。

会场中有一个像足球场那么大的"技术展示馆"，每家厂商都在这里设置了摊位，销售自家公司的产品。这些摊位一般高达二层楼，有着灯光闪动、装饰精美的展览架和多媒体展示。有一家厂商甚至把整个手术室都搬了进来。外科医生经常会花 200 美元买把剪刀，花 16 000 美元买个腹部拉钩，或是花 50 000 美元买张手术台。因此，业务代表都对外科医生煞费苦心，殷勤备至。

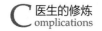
毋庸置疑，年会主办单位把最好的位置留给了厂商（或者说是"卖"更确切些）。厂商的展示馆就在报到处旁边，因此医生一到年会会场，首先映入眼帘的就是这个展示馆。

要到科学展示馆去，也得穿越这个令人眼花缭乱的"迷宫"。我本来打算第二天下午去看分子生物学展览，但是一路上，厂商设下了种种"机关"，迷惑我的心和眼，也黏住了我的脚。

有时，让人流恋的只是些廉价的赠品，像是高尔夫球、签字笔、笔形手电筒、棒球帽、便笺纸、糖果等。当然，这些东西都印上了药厂的商标，除此之外还附加一本介绍该公司新产品的小册子。

你可能会想，年收入高达 6 位数的外科医生应该不会对这类小东西感兴趣吧，但事实恰恰相反！在这里，人气最旺的是一个送白色帆布袋的药厂摊位。医生们排着长长的队伍，不厌其烦地填写自己的电话号码和住址，就等着领这么一个袋子，好把收集来的五花八门的赠品装进去。然而，我还是听见有人发牢骚说，厂商送的东西不比往年了。他说，有一年他还拿到了名牌墨镜呢。

有时，厂商会想出更高明的手段来吸引医生。在一个摊位前，有 3 个年轻漂亮的女孩在推销产品。"您看过我们的皮肤了吗？"一个秀发如水的长发女孩拦住我——她说的是她们公司新上市的给烧伤病人使用的人造皮肤。她的睫毛又长又翘，身材性感火辣，莺声燕语，吐气如兰。我怎么抗拒得了如此诱惑？等我回过神来，她已经递给我一支镊子。我夹起那片白得几乎透明的人造皮肤——这是利用皮肤组织工程科技在培养皿中培养出来的（一片 10 × 15 厘米大小，要价 95 美元），心想，这东西做得真漂亮。

厂商认为最有效的一招还是把器械摆出来让医生亲自动手试试。那天下午，我就被一只火鸡吸引住了。那只约 11 斤重的新鲜火鸡就摆在锡箔纸上（费用：15 美元），旁边是一组超声波刀 ①（费用：15 000 美元）。接下来整整 10 分钟，我简直入迷了：我站在玻璃台前，切开火鸡的皮和肌肉，挑起厚薄不一的各种组织，再挖了个深深的洞，又试了试更复杂的切法。每一种刀我都尝试了一下，看看操作起来有什么不同。

这天，我决定休息休息，不再看什么新鲜东西，这时突然看到一大群人挤在投影银幕前，将一个西装笔挺、戴着耳麦的人团团围住。我不禁好奇地走过去，看看他们到底在做什么。

原来这是手术的实况转播。手术地点是宾州一家医院的手术室，医生将为病人切除内痔。厂商想展示的是一种新的一次性器材（售价：250 美元）。他们表示这种器材可使手术时间从一般的半小时缩短为 5 分钟。

"你正在做荷包口缝术吗？"主持人问道。

"没错，我从痔疮底部约 2.5 厘米的地方缝，缝了五六针，正要把线系上。"

接下来，主刀医生把这种新型器材拿到摄影机前展示给大家看。这东西白白亮亮的，看起来精巧可爱。没有人研究这东西是否真的有效而且可靠，大家全都目瞪口呆。

∽　　　　　　∽　　　　　　∽　　　　　　∽

这场展示结束后，我注意到不远处有一个乏人问津的小摊位，摊主一个人孤零零地坐在摊位前。他穿着一身皱巴巴的咖啡色西装，脸像月球表面般凹凸不平。众人不断从他身边掠过，没有人停下脚步来看看这人到底在卖什

---

① 利用超声波震荡的电子手术刀，可同时完成组织的切割与凝结。——译者注

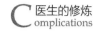
么。这里没有电视屏幕，没有令人眼前一亮的灯光设计，也没有送高尔夫球这样的小礼物。走近一看，原来这个摊位叫"知识"，店名只是用纸打印好了贴起来，摊位上摆着几百本外科古籍。

基于同情，我驻足翻看了一下。看了之后才惊觉此地原来是个宝库：这里有约瑟夫·李斯特（Joseph Lister）在 1867 年发表的论文，详述那革命性的无菌手术，还有美国外科大师威廉·霍尔斯特德（William Halsted）的科学论文集初版以及 1955 年发刊的世界器官移植会议论文集，另外，还有 1899 年的外科手术器械目录，200 年前的手术教科书以及公元 12 世纪犹太籍医生迈蒙尼德（Maimonides）写的一整套医学教科书的影印本，甚至还有美国南北内战时期北方军队的一位外科医生在 1863 年写的日记。这些让我如获至宝。之后，我就一直在此研究，直到晚上才离开。

翻阅这些泛黄、脆弱的书页，我觉得自己终于发现了真正有价值的东西。在整个年会中，厂商的展示馆自然不用说了，就连在演讲厅里，我也总觉得被人当成了猎物。的确，新药、新器械有其真正、久远的价值。但是厂商太注重花哨的外表，让人看得头晕目眩，反而忽略了其真正价值。"知识"这个小摊位不但让我回顾起医学史上的每一个里程碑，也让我心生敬畏。

医学嘉年华

年会还有一个地方可以令人大开眼界。在开研讨会、看影片和商品展售的大厅之外，还有一些小小的会议室，这里就是"外科论坛"的地点。每天，研究人员都在这里讨论他们的研究工作，主题从基因到免疫、物理以及人口统计等，应有尽有。

参加这些论坛的人寥寥无几，我也常常觉得摸不着头绪：研究领域浩瀚无穷，要出入百家，懂得每一门技术谈何容易？尽管这样，我还是静静地坐在这里听着。

组织工程学一向是热门，今年仍然很受瞩目。这项研究的进展相当迅速。几年前，所有的报纸都登出了耳朵从培养皿中"长"出来，然后被移植到老鼠头上的照片。然而，更复杂更深入的实验，特别是人体试验，似乎还要再等上一二十年，但是到现在，科学家们已经知道如何在培养皿中"种"出心脏瓣膜、长长的血管和一小段肠子了，并把这些人体器官的照片摆在了我们眼前。

目前他们讨论的问题已经不再是怎么做，而是怎样做得更好。以人造心脏瓣膜为例，在动物实验中，心脏移植到猪体内没有问题，但移植到人体内后就会慢慢坏死。肠子也一样，人造肠道移植到老鼠身上效果出奇得好，移植到人体内后吸收营养的能力却不如预期。研究人员还在坚持不懈地努力研究，希望能"种"出几十厘米的肠道，而不是只有二三厘米。洛杉矶西德斯西奈医学中心有个团队甚至已经开始进行人体试验。他们利用基因工程制造肝脏，给需要换肝的病人应急。

研究人员报告了第一批试验中 12 个病人的结果。每一个病人都处于肝衰竭末期，这个阶段的病人中有 90% 都因得不到新肝脏而死亡。有了基因工程制造出来的肝脏，病人就可以暂时使用这种肝脏直到肝脏捐献者出现。实验证明，使用人造肝脏后，很多人都可以再撑 10 天以上。这简直是空前的成就。更令人惊讶的是，有 4 个因药物中毒到了肝衰竭末期的病人居然只用这种肝脏就能继续生存，不需要再做肝脏移植手术。

聆听了这样的报告，了解了这些医生所做的一切，我突然觉得心荡神驰，久久不能自已。我开始思考，大概在 150 年前，李斯特在皇家外科学院初次对同事报告无菌手术的结果时，他的同事是否和我现在的心情一样激动呢？

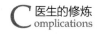
年会是个学习的好机会，也是商业展示和交流心得的好地方。几千位医生在百忙中抽出一个星期耗费在乌云密布的芝加哥，是否就是为了上述原因中的一个呢？在医学年会召开的这个星期，芝加哥同时还有另一桩盛事，就是年度世界公关大会。两个年会的构成元素基本上一致。我不禁想，也许大家都是冲着这些来的吧。

一天早上，我去公关年会的会场转了转，发现会议厅还有一半以上的空位，大伙儿都跑到走廊上聊天。我们的年会也一样，一开始那股学习的兴头很快就消失了，大家都变得意兴阑珊。过了两三天，演讲厅的空座位也越来越多了，出席的医生要么在打瞌睡，要么就提早离开了。

人类学家劳伦斯·科恩（Lawrence Cohen）曾经说过："大型学术会议或年会与其说是学术活动，不如说是嘉年华。学术界的盛会也不免隐藏些不快之事，比如常会勾心斗角，个人或团体也因利益冲突而划分圈子。大家不免走马观花，有人八面逢迎，也有人趁机想做生意。当然，这也是搞关系、套交情、分派系的社交场合。"外科年会正是如此。来参加年会，有人只是希望得到别人的注意，有人是想出名，更多的人是来看热闹。这里是外科界争权夺利的地方。本次年会将投票选出理事长和所有委员，不少"头目"召开这样那样的紧急密谈。当然，这也是医生的联欢会，大家可以聚在一起聊聊工作中的种种趣闻。

尽管如此，大家并非只是冲着这嘉年华会来的，还有更深层次的原因。就拿我们天天搭的观光巴士来说，我们每天坐着这种大型游览车往返于会展中心和饭店，车上的每一个人都来自不同的地方，谁也不认识谁，但如果你看到坐在车上的我们，可能会以为我们都是熟人。

在年会的观光巴士上，尽管还有很多空位，我们也是两两坐在一起，不愿单独坐在一边。如果是在芝加哥的其他任何一辆公交上，明明有许多空位，有人就是要坐在你身边，你一定会认为这个人不怀好意。反之，在我们的巴士上，如果有哪个人对大家敬而远之，宁可一个人坐着，大家就会觉得这个人很奇怪。在车上，尽管我们谁也不认识谁，但认为彼此都是同一条战线上的伙伴，自然而然就会互相问候，闲聊起来。

有一次，有个穿着休闲外套、40 来岁的人在我旁边坐了下来。几乎打从他坐下的那一刻起，我们的话匣子就打开了。他说，他来自密歇根州的一个小镇，那里只有 3 500 人，也只有两位外科医生。他就是其中的一个，另一个则在离他 80 公里外的一个地方。他们什么事情都得做：给车祸伤员做手术、治疗胃溃疡穿孔、切除阑尾、医治大肠癌、乳癌，偶尔甚至还要去接生。他已经在那个小镇待了 20 多年了。

这位外科医生和我父母一样都是印度移民。我也向他讲了一些我父母的故事。30 年前，我父母决定从俄亥俄州的阿森斯和密歇根州的汉考克两地中选择一地定居，并在那里当医生。他们在 11 月搭乘飞机抵达汉考克时，发现积雪已达 1 米，快要没到腰了。裹着印度纱丽的母亲一下飞机就决定放弃汉考克，转往俄亥俄州。

我旁边那位医生听了之后哈哈大笑，他说："没那么冷吧？"我们天南地北地闲扯，从天气说到孩子，又说到我的住院医生训练，还说到他想买一套腹腔镜。坐在我们前后左右的人都跟我们一样，聊得很起劲。有人为了职业棒球赛吵得脸红脖子粗的，或是对政治高谈阔论各抒己见；有人斗志高昂，有人垂头丧气。在车上，还有一位来自中国香港的医生告诉我们中国医疗的现状；之后我跟弗吉尼亚大学的外科主任又讨论了一下解剖方法；克利夫兰的一位住院医生向我推荐了一些不容错过的手术影片。

　　我想，这就是公关人员所谓的建立关系网络。我们渴望与人接触，也希望找到一种归属感。也许，我们都是为了一些实际的理由而聚集在此的，像是学习新知识、了解新器械、追求地位、凑学分或是忙里偷闲。但我认为这里有更重要的因素，理所当然地吸引着我们。

　　医生属于一个孤立的世界，一个不断流血、不断实验、不断切开人体的世界。我们是活在病人群中的少数健康人。因此，我们很容易被孤立，就连我们的家人也很难了解我们所处的这个世界。住院医生训练结束之后，你就要准备好定居在"睡眠村"这种没几个人知道的鬼地方，或是寒冷的密歇根北部，当然也有可能待在车水马龙的曼哈顿。病人一个接着一个地来，手术一台接着一台做。到头来，你仍是孤零零的一个人。好不容易成功完成胃癌手术，而这种喜悦却不知道该跟谁分享。病人术后因并发症死亡，又有谁了解你的感受？你一个人面对家属的指控、谩骂，一个人为了医疗赔偿跟保险公司据理力争。

　　然而，每一年，我们都会不远千里地来到这个地方。在这儿，你会发现同伴，他们也许正向你走来，也许就坐在你的右边。主办人称，这次的年会是外科医生的大会师。的确如此，在这几天内，我们形成了一个大联盟。

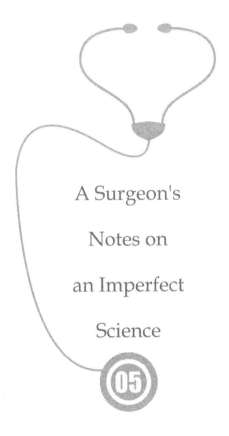

COMPLICATIONS

A Surgeon's

Notes on

an Imperfect

Science

05

好医生是怎么变坏的

　　曾经负责尽职的医生最终堕落的例子比比皆是。根据多项研究，医生酒精成瘾的问题并不会比一般人罕见。另外，由于更容易取得药物和麻醉药品，医生也更可能滥用药物。

曾经的辉煌

哈里森曾经是一位骨科医生。他已经 56 岁了，身高 1.8 米，有着一头浓密的棕发和一双大手。你可以想象一下，这双大手能够把脱臼的膝盖轻轻松松地推回原位。他看起来沉着冷静、自信满满。在他的医生执照被吊销之前，他一度是所在医院里最受人敬重的骨科医生。

一位跟他共事过的骨科医生告诉我："他做骨科手术很厉害，很少有失误。"当其他医生的家人或朋友需要做骨科手术的时候，都会请哈里森帮忙。十几年来，哈里森是他们医院最忙的医生。但后来他开始变得粗心大意，不负责任，不但没把病人医好，甚至有时还使得病人受到更严重的伤害。过去对他非常钦佩的同事对此感到十分震惊。这种糟糕的情形拖了几年，他便退出了医疗界。

在人们眼里，坏医生就像怪物一样。比如我们听说过的医生哈罗德·希普曼（Harold Shipman），他给病人注射过量的海洛因，导致 15 个病人死亡。圣迭戈的约翰·罗纳德·布朗（John Ronald Brown）不但搞砸了好几台变性手术，还把一个病人正常的左腿截肢了，后来病人由于严重感染而命丧黄泉。俄亥俄州还有一个令人发指的妇科医生詹姆斯·波特（James Burt），趁病人全身麻醉的时候，莫名其妙地把病人的阴蒂包皮切除了，还做了阴道整形，他还自称是"爱的医生"。

但我所要说的坏医生，并不是上面提到的那种做下耸人听闻之事的怪医，而是你常常可以看到的就像哈里森那样的医生。目前已有确凿的证据显示，医疗过失并不是集中在少数几个医生身上。医疗过失太常见了，甚至到了数不胜数的地步，很难一言以蔽之。即使是好医生也有可能渐入歧途，成为坏医生。面对这些医生，同事们也无能为力，只能眼睁睁地看着他们这样。

我和哈里森前前后后讨论了一年。他和大家一样感到疑惑，不知道自己到底是怎么了。但他愿意把自己的故事说出来，让我们从他的故事中吸取经验教训。唯一的要求是，我不能说出他的真实姓名。

∞   ∞   ∞   ∞

事情开始于 1991 年的一个炎热的夏天，哈里森在医院为病人做手术。这家医院的中心耸立着一栋红色大楼，周围许多小小的建筑像章鱼的触手一样延伸出去，透着点点灯光。在红色大楼的一层，长长的走廊尽头便是手术室，哈里森就在其中一间手术室里。他刚做完一台手术，正准备着下一台。由于清理手术室需要时间，他就利用这个空闲脱下手术袍，拿起挂在墙壁上的电话。在他做手术的时候，他的助理从门诊打来电话，要跟他讨论丹太太的病情，请他尽快回复。

丹太太 28 岁，有两个孩子，丈夫是当地一家汽车修理厂的销售部经理。最初，丹太太是为了治疗膝盖积水而来医院的。她的膝关节虽然不痛，但积水问题一直不见好转。一个星期前，哈里森帮丹太太做了手术，抽除了积水，但现在，丹太太又出问题了。她在手术后发烧，体质虚弱，膝盖疼痛难忍。助理告诉哈里森，他做初步检查时发现丹太太的膝盖又红又热，而且一碰就

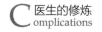
痛。拿针戳进关节，会流出恶臭的脓水。助理问，该怎么办？

从助理的描述来看，显然丹太太的膝盖严重感染，必须再次做引流手术，而且越早越好，但是哈里森太忙了，而且这个手术很麻烦，因此他便一直拖着。他没有为病人做检查，甚至也没请一个同事去看看，只是吩咐助理给她开一些抗生素就行了。助理认为这样有点不妥，哈里森却答道："没事，这个病人就是喜欢抱怨罢了。"

一周后，病人又回来了。这次，哈里森终于为她做了膝盖引流，不过已经回天乏力，感染不但蔓延到了膝关节之间的软骨，甚至把整个关节破坏了。后来，丹太太看了另一位骨科医生。这位医生只好帮她做关节融合术，免得因为骨头相互摩擦而造成不必要的疼痛。

我找到丹太太，向她问起这段经历。她说："我已经适应现在的生活了。"她的膝关节完全固定，因此不能弯曲，不能跑，不能坐，也不能蹲下来抱孩子。她家原本住的是双层别墅，可在她从楼梯上摔下来几次之后只好搬到平房。不久前，她去看医生，并向医生请教可否装个人工关节，但医生说，由于之前关节损害严重，这个手术的成功率很低。

每一个医生都可能像哈里森一样做出愚蠢、轻率的决定，但在哈里森职业生涯的最后几年，这样的错误一再发生。有个病人脚踝骨折，哈里森给他用的关节固定螺丝钉尺寸不对，螺丝钉因而进入骨头太深。病人抱怨说很痛，但哈里森认为没什么大不了的，拒绝为他做进一步的处理。还有一位病人手肘骨折，哈里森给他用的螺丝钉尺寸过大。病人回来找他时，螺丝头已经穿破皮肉了。本来只要把螺丝钉锯短一点就行了，然而哈里森还是嫌麻烦，不愿这样做。

还有一起比较严重的医疗纠纷。一个上了年纪的病人髋骨骨折，表面看起来只需要打几根钉子就能解决问题，但进了手术室之后，哈里森发现病人的髋骨根本合不起来，应该给他做全髋关节置换。可是哈里森只想速战速决，还是只打了几颗钉子就算了事。结果没多久，病人的髋骨就裂开了，还出现了感染的问题。而每一次病人回来找他，哈里森总是强调该做的都已经做了。最后，病人的髋骨整体碎裂，不得已才向哈里森的同事寻求帮助。我找到了这位同事，他说他为病人做了检查后非常震惊："哈里森简直是见死不救。X光片明明都已经照出来了，他还是听之任之。"

在哈里森执业的最后几年，医疗纠纷层出不穷，一群病人起诉他。在他们骨科部门的发病率与死亡病例讨论会上，基本都是他的反面病例。

我和哈里森在市中心一家餐厅的角落吃早餐。我问他，事情怎么会这样呢？他闪烁其词，冷淡地说："我不知道。"

∞ ∞ ∞ ∞

哈里森是在西北部的一个小镇里长大的，父亲是水电承包商，家里有5个孩子，他排行老二。没有人想到他会成为医生。他在当地的一所州立大学读书时，是个胸无大志、表现平庸的学生。有天夜里，他正翻看着欧·亨利的小说，突然心血来潮。"我对自己说，我要上医学院，"他告诉我，"说到学医，我实在没有什么基础或背景可言，只是想到了，就决定这么做了。"

他从此发愤图强，并申请到一流的医学院求学，毕业后就准备进外科这一行。他在空军服役时担任医官，退役后申请到骨科最好的医院做住院医生。尽管在骨科工作很辛苦，但他觉得心中充满了满足感。他是这一行的高手，面对一个个关节脱臼、髋骨骨折、脊椎受伤的病人，他总有办法使他们恢复健康、活动自如。他说："这是我生命中最美好的4年。"1978年，他在完成骨科训练之后已经是备受瞩目的年轻骨科医生。他选择在该医院继续他的

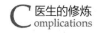
医学生涯，一待就是 15 年。

哈里森的一个骨科同事这么评价那时的他："他刚来的时候，科里有三个年纪较大的医生，技术不灵光就算了，脾气又大，对病人也不太负责。这时进入医院的哈里森不但人好，而且积极进取，有求必应。比如你跟他说晚上 8 点有一个小孩要做髋骨穿刺，但人手不够，尽管不在值班，他也会马上赶来。他对教导医学院学生很有一套，因此荣获教学奖章。他的事业蒸蒸日上，对工作百分之百地投入，而且乐在其中。"

然而，在 1990 年左右，一些事情改变了。像他这样技艺超群、经验丰富的医生，应该知道怎么做对丹太太最好；那个髋骨骨折的老人应该如何处理，他也再清楚不过了；还有其他许许多多的病人要如何治疗，他也是知道的，但他就是没做。同事们都很奇怪，他到底是怎么了？而他只是说，最后那几年，似乎事事不顺。在手术室大展身手、医治病人向来是他最快乐的事，但现在做手术时，他只想早点完事。

是因为钱吗？他刚当主治医生的时候，年收入是 20 万美元。到后来名气大了，病人和手术越来越多，他赚的钱也越来越多。他发现，如果他再努力一点，每年就可以赚 30 万美元，再拼命一点，年收入甚至能达到 40 万美元。慢慢地，他开始拿业绩作为衡量自己价值的标准。他半开玩笑地说，自己是医院的"金字招牌"。他的同事也跟我说，他对"业绩之王"的称号非常在意。

哈里森自视甚高，因此不愿把病人推掉（毕竟，他素以有求必应著称）。可是这样一来，他便忙不过来了。在这十几年的时间里，他每周都得工作 80~90 小时，有时甚至达到 100 小时。他有妻子和 3 个孩子，但是他很少花时间和他们待在一起，因为他的时间表总是被工作排得满满的。

他的一天是这么过的：早晨 7 点半就开始第一台手术，比如髋关节置换手术，他必须要在两个小时之内完成。然后，他迅速脱下手术服，完成手术记录单，赶到几百米外的门诊区。另一个病人已经在门诊检查台上躺好等他了，可能是要做膝关节内窥镜检查之类的小手术。门诊快结束时，他就叫护士打电话到手术室，请他们做好下一个手术的准备。他一整天都在手术室和门诊之间不停穿梭，与时间赛跑。而这时难免会有突发状况发生，像是手术时间拖延了，急诊冒出新病人，或是在手术时出现无法预期的问题必须马上解决，这样一来，就会打乱他的节奏和计划。

长年累月这样工作，他的耐性越来越差，出现一点小状况就觉得心烦气躁。本来，要做好医生就得咬紧牙根，逆来顺受，再怎么忙也得先解决突发问题。然而，哈里森已经被业绩冲昏了头脑，手术中接二连三地出现问题。

陨落的新星

这种事情其实惊人地常见。医生要通过严酷的医学训练，本来应该比大多数人更坚强、更从容、更抗压，但事实证明不是这样。医生也有酗酒的问题，并且不比其他职业来得少；另外，由于他们能够轻而易举地获得药物和麻醉剂，医生更有可能出现药物滥用的问题；而且医生也会生病，也会变老，也会因为心情不好而态度冷淡，或者因为某些问题而心不在焉，这时去医治病人就很容易出错。我们常以为医生出错是个别案例，比如一个行医40多年的医生可能偶尔出现一两次差错。然而，根据统计，在所有的在职医生中，3%~5% 的人并不能尽职地医治病人。

医学界对问题医生的处置有一套公开明确的方法：同事们联合起来，尽快驱逐有问题的医生，不要让他们继续危害病人，同时必须向主管部门举报，吊销问题医生的行医执照。然而，这种惩处措施很难实行，因为很少有医生会去主动举报自己的同事。

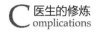

密歇根大学的社会学家玛丽莲·罗森塔尔（Marilynn Rosenthal）曾专门研究过问题医生的处理办法，她比较了美国、英国和瑞典的不同做法，收集了 200 多个问题医生的例子，有滥用镇静剂的医生，也有中风后还继续为病人开刀的 53 岁心脏外科医生等。罗森塔尔发现，不管在哪个地方，不管医生的问题有多严重，总是要拖上好几个月甚至好几年，同事才会采取行动制止他们。

有人认为问题医生的同事是故意不采取行动的，但罗森塔尔认为，与其说是故意，不如说是无计可施。在交流中她发现，同事们的反应大都是先否认，然后有些手足无措，最后表示即使插手也是徒劳，就像家人不肯面对祖母的驾照该被注销的事实一样。而且，不是所有的问题都显而易见。或许有同事怀疑某个医生出错是因为酗酒，或者年纪太大，但是确定这种事情需要长时间地搜集证据。此外，即使是一眼就可看出的问题，同事也常常无能为力。

对于举报同事这种事情，不举报的原因有正面的，也有负面的。负面原因是存着多一事不如少一事的想法。袖手旁观很容易，何必费力气去搜集证据、砸人家的饭碗？正面的也是最主要的原因，就是少有人忍心这么做。试想，有个你认识多年的老同事，技术不差、人品不错、心地善良，他因为吃止痛药上了瘾，或是因为手术时开小差而疏忽了对病人的治疗。这时，你只会想帮这个医生，而非毁了他的职业生涯。可是要帮助他谈何容易？只能悄悄地去帮，私下里帮。这是出于好意，但结果通常不是很好。

∞　　　　　∞　　　　　∞　　　　　∞

哈里森的同事在很长一段时间里都想帮助他。大概从 1990 年开始，哈里森种种怪异的做法和层出不穷的医疗纠纷让同事议论纷纷。大家越来越觉得，应该介入这件事情了。

骨科里的一些老医生，每一个人都在私底下跟哈里森谈过，罗森塔尔称之为"当头棒喝"。他们会把哈里森拉过来问问近来怎么样，也会把同事担忧的心情传达给他。还有一位资深老医生则是爱之深、责之切，直截了当地告诉他："我不知道你到底是怎么回事。你的表现实在太令人失望了！最让我难过的是，我不得不跟我的家人说，要他们不要再找你看病。"

有时，这样开门见山的方法很有用。科里的资深老医生说话还是有些分量的，那些出现问题的医生经过一顿"棒喝"之后，很多人都承认自己碰到了麻烦，同事们因而能够及时伸出援手，比如为他们安排心理治疗、联系戒毒中心，或是让他们退休。然而，也有执迷不悟的例子，有人坚决否认自己有问题，或是挑拨家人打电话来抗议，更有甚者会叫律师来威胁老医生。

对于同事们的劝诫，哈里森并非完全充耳不闻。他认真听取了建议，点头表示接受他们的劝告，也承认自己可能劳累过度，有时病人甚至多到让他无法应付。他发誓会改变以前的做法，少接一点病人，严格按照标准程序为病人做手术，不再疲于奔命，但到头来，他还是老样子。在这种情况下，一些年轻医生、护士或行政人员等比较了解哈里森状况的人只好偷偷摸摸地保护病人，使其不再受到伤害。护士悄悄地把病人转给其他医生，前台负责挂号的护士甚至告诉病人，哈里森很难预约上。

哈里森的助理中就有一个是专门为他善后的。开始时他跟着哈里森学习，看他帮病人处理骨折问题、追踪病人的病情，也曾在手术室担任哈里森的助手，对哈里森心生敬意。后来，他注意到哈里森不太对劲。这个助理说："有时，他一天处理了40个病人，却不会花一点时间跟病人谈病情。"为了弥补这些，他总是在门诊待到很晚，再三检查哈里森的医嘱是否有问题。"我常常追踪病人的情况，必要的时候给些建议。"在手术室里，他也会适时给哈里森一些好建议，像是"螺丝钉会不会太长"，或是"髋骨这样接合好

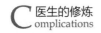
吗"。然而，尽管如此，哈里森还是不免出错。如果可能，他会尽量把病人转给其他医生，就差说这么一句："这个人疯了。"

出问题的医生可能执迷不悟，不肯罢手。到了最后，不管是怎样的劝告和"棒喝"都没用了，就有可能变成一触即发的局面。对哈里森而言，他的导火索就是一再缺席发病率与死亡病例讨论会。这是每周一次必须出席的重要会议，但从 1993 年秋冬开始，他就很少出现在会场。尽管他对病人的处置过于马虎，导致官司连连，同事还是不想举报他。可是他连讨论会都不来，显然太过分了。

很多人都警告过他，语气一个比一个严厉。他们告诉他，要是他再不来开会，麻烦就大了。可是他依然我行我素，对此不管不顾。一年后，医院董事会把他列为重点观察对象。令人意想不到的是，他接的手术更多了，医疗事故更是接二连三地发生。又过了整整一年，1995 年劳动节刚过不久，医院方和律师通知他，从现在开始，他不能再为任何一个病人动手术，他们也将向州政府卫生局检举他在工作中的疏失，请求进一步调查。他被解雇了。

哈里森从来没有向家人说过他遇到的困难，也没告诉他们他失业了。接连好几个礼拜，每天早晨，他还是穿西装打领带去医院，好像什么事都没改变。他看完所有预约的病人，需要动手术的就转给其他医生。不到一个月，就再也没有病人来找他了。他的太太觉得很奇怪，一再逼问，最后，哈里森不得不说出实情。她听了之后哑口无言，突然感觉到眼前这个人不是她丈夫，而是一个陌生人。哈里森从此足不出户，整日躺在床上，也不跟任何人说话。

他被迫停业两个月后，另一起医疗官司又来了。有一个农夫的妻子由于严重的肩膀关节炎来求医，他为她的肩膀换了人工关节，结果手术失败了。这桩官司就是让他全面崩溃的最后一击。他告诉我："我一无所有了。的确，我还有朋友，还有家人，但是我没有工作了。"像很多医生一样，他的职业代表了他的身份，他的一切。

他走到地下室，带了一把自动手枪。他最终没有开枪，虽然作为一名外科医生，他知道怎么做可以一枪毙命。

问题医生拯救行动

1998 年，我参加了一场在棕榈泉附近召开的医学会议。议程十分紧凑，演讲一场接着一场。突然，有个题目让我眼前一亮：《医生的异常行为——200 个案例调查报告》。做报告的人是肯特·内夫（Kent Neff）医生。他 50 来岁，身材高大，满头白发，看起来严肃认真。他研究的项目可以说是医学中最隐秘的一个领域：医生与其他专业人士的行为异常问题。他告诉我们，在 1994 年，他曾主持过一个小型的研究计划，帮助全国各地的医院或医疗团体中的问题医生。到今天为止，他已经帮助过 250 个医生，累积了不少治疗经验。

他认真研究分析这 200 多个案例后发现，直到发生重大过失，问题医生的行为异常问题才会被公开。然而等问题终于不能被继续隐藏时，总会留下一个难以收拾的烂摊子。内夫的研究真是让人印象深刻。他单枪匹马，没有研究经费和合作伙伴，只是凭着一股堂吉诃德式的精神进行着这项研究。

∞　　　　∞　　　　∞　　　　∞

这次会议后的几个月，我飞到他所在的阿伯特西北医院去看看他进展得如何。我到了医院，有人带我来到医院大楼旁的一间砖砌建筑。内夫就在这里的 5 楼工作。进去后，我看到一条幽暗的走廊，两侧房间的房门紧闭，地

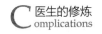
上铺着米白色的短毛地毯。这里一点都不像是医院。身穿斜纹软呢短外套、戴着金丝眼镜的内夫从其中的一间走出来，带我在周围参观了一下。

每个礼拜天晚上，都会有医生提着行李住进来。办完入院手续之后，就有人带他们到宿舍一样的房间，他们会在这儿待上整整4天。我在参观的时候，看到这里有3个医生正在接受治疗。内夫说，医生要去要留，他们绝不干涉，但我知道，医院为来接受治疗的医生付了7 000美元的医疗费，明白地告诉他们，如果他们还想继续当医生，就得到内夫的研究中心接受治疗。

令我感到惊奇的是，内夫竟然能够说服医院把问题医生送来这里治疗。尽管有些犹豫、不安，医院和诊所还是希望他能够医治好他们的问题医生。需要帮助的专业人士不只是医生。不久前，航空公司也把行为异常的飞行员送到这里来了；法院也送来了问题法官；企业也送来了他们的问题主管。

内夫接收所有的问题医生，但他很明白地告诉医院，他们把问题拖太久了。他解释说，从这些医生的一些行为就可以看出问题的端倪，比如医生在手术室里扔下手术刀，或是飞行员在飞行途中无缘无故地大发脾气。然而，很多时候，大家都不把这些小事当回事，会说："他是个好医生，只是偶尔情绪低落时才会这样。"

内夫发现可引起警觉的行为大概分为4种。一种是无法控制自己的怒气，常常拿别人出气。一种是行为怪异，比如一个医生每天总要花两三个小时整理办公桌，原来这个医生有强迫症。还有一种是喜欢做一些超出自己职责范围的事。内夫见过一个对十来岁的男孩特别好的家庭医生，后来才发现，这个医生对青春期的男孩有着无法控制的性幻想。更常见的一种就是医疗官司不断，就像哈里森这样。内夫利用这个研究计划说服了很多医院、诊所和企业去注意这些行为。

其实，内夫的工作就是简单地为病人检查诊治，就像心脏科医生为病人诊治胸痛一样。他为前来求助的医生做检查，安排一些测试，提出一些正式的意见，说明问题何在、是否能继续工作以及是否需要治疗、接受什么样的治疗，等等。在医学界，几乎没有一个医生愿意去评判同行，内夫是一个例外，而且，他比其他同事能做得更全面、更客观。

我去内夫那里搜集资料时，发现他一般会请 3 个同事和他一同进行评估工作。从星期一早上开始直到星期三，这 4 个医生会分别跟每一个问题医生谈话。他们要求问题医生一次又一次地把自己的经历说出来，有时甚至得重复七八次，为的就是更细致、更全面地掌握情况。在治疗时，内夫如果发现自己和同事所记录的内容有什么不清楚的地方或有出入，就会立刻把同事叫来一起商量。

内夫帮助的问题医生也得接受详细的身体检查，以确定他们不是因为身体上的疾病才出现异常行为。曾经有一个医生好几次在手术中身体僵硬、手脚不能动弹，内夫发现，原来他得了严重的帕金森综合征。他们也会给医生做酒精、药物检测以及各种心理测试，来判断他们是否吸毒成瘾或是有精神分裂症。

评估的最后一天，内夫会召集参与共同诊断的医生开会，问题医生则在自己的房间里等待。对每一个病例，内夫和同事都会花一个小时左右的时间讨论。首先是诊断。他们发现，大多数寻求协助的问题医生或多或少都有一些精神疾病，如沮丧、忧郁症、药物或酒精成瘾，而这些情况先前都没有被查出，更别说接受治疗了。其次，内夫等人必须评估上门求助的问题医生能否继续任职。在报告中他们的用词总是很明确，直截了当，像是："鉴于某医生嗜酒成瘾，此时继续行医，不管是技术表现还是病人的安全都会受到影响。"最后，他们会提出具体建议，要求医生完全配合。对于有些所谓的"合格"医生，他们也会建议采取预防措施，比如时不时进行毒瘾测试、指派同事监控。对于不能继续工作的医生，内夫通常会建议他们停职一段时间，并详细评估细节和具体疗程安排。

然后，内夫会在办公室对每一个问题医生说明他们的诊断结果，且这份报告也将被送到他们所在的医院或诊所。内夫说："医生听了我们的建议之后都很意外，他们没想到我们会如此严格。"

内夫再三强调，他们只是提供建议。然而一旦建议被印在报告书上，医院或医疗组织很难不听从、不执行。内夫的评估计划的好处是，万一出现问题，问题医生知道去哪里求助，同事也不必扮演法官的角色。内夫和他的同事已经拯救了好几百位医生的职业生涯，这同时也意味着几千个病人将免受医疗事故之害。

∽   ∽   ∽   ∽

这类拯救问题医生的计划不只有内夫在做。近一二十年来，国内外的医疗机构已经组织了好几次为"生病的"医生提供诊断、治疗的活动。

然而，就在我参观后几个月，内夫的计划终止了。虽然这个计划引起了全国医疗机构的注意，成绩也十分突出，但最终还是因为经费短缺而无法继续。内夫告诉我，他正在寻求帮助，希望可以找到赞助来支持这个计划。

不管这个计划能否继续，内夫已经证明了他们可以做到什么。然而，内夫的做法太直接了，也许就是因为过于直接而无法被认可。问题医生的同事只有在忍无可忍的时候才会把他们送到内夫那里去。这些问题医生其实是在挣扎的可怜人，内夫说自己的原则是："态度亲切，做法严格，以矫正异常行为。"

也许，在大家心里，还是觉得对这些问题医生不管不顾比较好。你可以问问自己：能不能接受一个曾经有问题的医生，像是曾染上毒瘾的麻醉科医生、曾患有狂躁症的心脏外科医生，或是曾对小女孩心怀不轨的小儿科医生，在恢复正常后继续行医？或者，换一个角度来问：你愿意看到哈里森重新拿起刀做手术吗？

一切从头开始

内夫拯救了哈里森的生活和事业。1995 年 12 月中旬，自杀的念头一直在哈里森脑中挥之不去，这时，他的律师给了他内夫的电话。抱着试一试的想法，他给内夫的办公室打了一个电话。内夫听哈里森简单介绍了一下情况后，让他尽快去找他。第二天，哈里森就动身了。他们谈了一个小时，哈里森有一种如释重负的感觉。内夫的言谈直截了当，他也设身处地地为哈里森着想。他对哈里森说，他的人生之路还没走完，不能就这样结束。哈里森决定相信他。

一个礼拜后，哈里森自费参加了内夫的评估计划。那 4 天真是难熬，他难以接受一切都是自己过错的事实，也很难接受内夫及其同事提出的建议。内夫对他的诊断主要是长期抑郁。结论一如既往地毫不隐讳："哈里森由于严重抑郁的问题，此时并不适合继续行医，何时能够重新行医仍难以断言。"然而报告也表示，如果接受长期治疗，"我们认为该医生仍有可能再度回到工作岗位上"。

哈里森接受了内夫的建议。回家后，他定期去看精神科医生和一位内科医生，并积极配合医生的治疗，服用一些抗抑郁药。他告诉我："第一年，我根本不在乎自己是死是活。第二年，我想活下去了，但我不想工作。

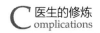
第三年，我终于想回去工作了。"最后，他的精神科医生、内科医生和内夫一致认定，他已经恢复正常了，可以再度行医。由于这些医生的建议，州政府卫生局允许哈里森回到原先的工作岗位，不过这是有限制的：他的工作时数一周不可超过 20 个小时，而且工作时必须接受监督；必须定期回去看精神科医生和内科医生；重新回到工作岗位上至少 6 个月后才能为病人进行手术，但只能担任助手，直到进一步的评估结果出来之后，才能确定他能否像从前一样担任主刀医生。

然而，哈里森过去的同事并不欢迎他回去。他们说："过去的包袱太沉重了。"哈里森只好到度假村附近的一家小医院任职。这家小医院位于湖畔，人烟稀少，只有到夏天人气才比较旺。这家小医院的医生知道哈里森过去的问题，但他们由于长年招不到骨科医生，才同意哈里森来这里上班。

不久前，我去哈里森家看他。他住在一栋不起眼的平房里，客厅里摆满了装饰品，还养了狗、猫等宠物，书架上放着很多骨科医学期刊和光碟。他穿着 T 恤、运动长裤，看起来很悠闲，甚至有点懒散。他每天只跟家人在一起，看看医学期刊，几乎没有什么好忙的。这样的生活和以前的外科医生生涯相比差别很大，不过他感觉到自己的热情和干劲回来了。我想象着他再度穿上绿色手术服站在手术室里，打电话和助理讨论着对病人膝盖感染的处理方法。谁知道未来会怎么样呢？

∽   ∽   ∽   ∽

我们所有人都一样，生病的时候，都是医生掌控着我们的性命，而医生通常是不完美的，他们也有可能犯错。医生的判断有时是错误的，有时是经不起考验的。有时医生其实知道应该怎么做，却总是力不从心。

我和哈里森出去一起吃饭时，曾路过他以前待过的医院，那里看起来很漂亮、很现代。我问他要不要进去看看。他经过一番心理斗争，最终决定跟我一起进去，在过去的 4 年中他只进去过两三次而已。我们通过自动门，走在敞亮的白色走廊上。一个热情爽朗的招呼声突然从背后传来，他犹豫了一下，最终停下脚步。

"啊，哈里森！"服务台后面一个女人笑着向他打招呼，"好久不见，你去哪儿了？"

哈里森停下脚步，他张开口想要回答，但很久都没有说出口。最后，他只说了句："我退休了。"

她头一歪，显得很困惑。"我希望您过得不错。"她说道，慢慢地反应过来。

他看起来很不自在，打算谈谈天气，但这显然也不是个好话题。我们准备离开了，他却停下脚步，又对她说："我会回来的。"

COMPLICATIONS

A Surgeon's

Notes on

an Imperfect

Science

第二部分

难解之谜

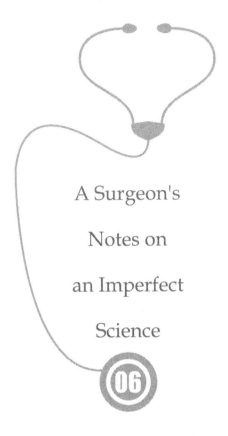

COMPLICATIONS

A Surgeon's

Notes on

an Imperfect

Science

06

13号、星期五、月圆夜

我自认为是个头脑清楚、训练有素的医生，不会被这些迷信的念头击败，于是，我去了图书馆，想找出有关13号星期五的科学研究报告，看看这天是不是真的不吉利。

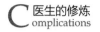
黑色星期五效应

高尔夫球名将杰克·尼克劳斯（Jack Nicklaws）上场前一定会在口袋里放三个硬币；乔丹穿着芝加哥公牛队队服时，里面总是穿着北卡罗来纳大学校队的蓝色短裤；如果乐团成员有人穿黄色的衣服，艾灵顿公爵（Duke Ellington）就会拒绝登场。对公众人物来说，迷信似乎是生活的一部分。职业棒球选手的迷信程度是最高的。纽约大都会棒球队（New York Mets）的投手图克·温德尔（Turk Wendell）为了获得好运气，上场的时候总会戴一条兽牙项链，从不穿袜子，绝不站在制球线上，而且每一局结束就必须去刷牙。1999年他与大都会签合约时，坚持要120万美元9毛9分的年薪。他告诉记者："我就是喜欢99这个数字。"

我以前从不知道外科医生也如此迷信。我认为从事科学类工作的人最重要的就是理性思考，医生崇尚理性，才能在手术时冷静而有条理地计划和思考。因此，对于迷信，做医生的我们多半不以为然。在医学界，你最多只会发现，有些医生会钟爱某一双手术鞋，或者帮病人缝合伤口时用一种特别的方式包扎。尽管每个人都有自己特殊的习惯，但对这些奇怪的癖好，都可以解释得头头是道，比如"穿着这双鞋做手术最舒服了，其他的穿起来就是不舒服"，或是"那种医用胶带贴了会引起过敏（其实并不会出现这种情况）"。一般来说，没有医生会说出这样的话："碰到这种情况，只能说是运气不好。"

因此，那天发生的事让我觉得不可思议。一天下午，我和同事们围坐在桌子边，讨论下个月急诊夜间值班表的安排，结果没有人愿意在13号星期五的夜里值班。我们轮流在表上填选值班的日子，开始时进行得十分顺利，直到最后，差不多快排完了，大家都刻意避开了13号星期五这一天。我心想，有必要这么迷信吗？真是好笑。所以，再次轮到我填的时候，我就自告奋勇选择了这一天。"做好心理准备吧，"同事对我说，"那天晚上你会很忙的。"我不以为然。

过了几天，我随意地翻看着日历，突然注意到那个星期五晚上是月圆之夜。我想起同事告诉我，那天晚上刚好会有月食。突然，有那么一瞬间，我不由自主地想：也许，那天晚上真的会有什么不好的事情发生。我自认为是个理性冷静、训练有素的医生，不会被这些迷信的东西吓倒。我想，如果有证据，这种若有若无的传言自会不攻自破。为了证实这个想法，我就去图书馆查了一下资料。我想找出一篇有关13号星期五的科学研究报告，看这天运气是否真的会如此糟糕。

我不知道这两者哪一个会让我更加惊讶：是真有人针对这个问题做过研究呢，还是这样的研究竟然只有一篇？毕竟，在这个世界上，什么千奇百怪的题目都有人在研究。我找到的那篇研究报告刊登在1993年的《英国医学期刊》上，研究人员以伦敦的一个社区为研究对象，比较13号星期五和6号星期五这两天因车祸受伤住院的人数。尽管13号星期五路上的车比6号星期五少，然而在13号星期五那天因车祸受伤的人却比6号星期五那天多了52%。作者的结论是："13号星期五这天不吉利，所以人们最好还是待在家里，尽量减少外出。"然而，待在家里就不会出现意外吗？作者并没有对

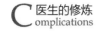
此做出解释。

尽管如此，我还是告诉自己，这样的研究只有一个，而且只是针对一个社区做的研究，并没有太大的说服力。那天车祸事故会特别多，用随机变量理论就能轻松解释。

然而，人类常常会相信一些毫无道理、子虚乌有的事（不管是好事还是坏事）。即使是碰巧出现的事情，我们也常常认为是"经过特别安排的结果"。统计学家威廉·费勒（William Feller）就描述过一个非常经典的例子：第二次世界大战时期，德军密集轰炸伦敦南区，有人发现这个区域有些地方常常被炸，有的地方却从来没有被炸过。有人就借此发挥，说这些从未被炸过的地方一定是德军间谍的藏身之处，德军轰炸时才会刻意手下留情。然而，费勒对炸弹落点进行统计后发现，轰炸的地点完全是随意选取的。

有一个得州神枪手的故事也可以说明这个观点。据说，得州有一个枪手很厉害，总是百发百中。然而事实上，他是对着墙面击发完毕，然后再以弹孔为圆心画成靶子的。那些不寻常的事总会引起我们的特别注意（例如一天当中接连碰到 4 件倒霉事），然后我们就把这些倒霉事"画成靶子"，认为它们之间必有某种联系。我认为，其他日子，像是 13 号星期四或 5 号星期五，也会像 13 号星期五一样发生倒霉的事，只不过 13 号星期五就像一种恐怖的传染病，大家都这样说，也碰巧发生了一些倒霉事，我们便认定这天不吉利。北卡罗来纳的行为科学家唐纳德·多西（Donald Dossey）根据研究调查，估计全美国有 1 700 万 ~2 100 万人得了"13 号星期五恐惧症"。这天，有人会请假不去上班，有人延期搭机，即使谈大生意也要拖后几天。每年，因为这个黑色的星期五，经济损失高达 7.5 亿美元。

月圆夜的启示

有很多人相信月亮的魔力。1995 年的民意调查发现，有 43% 的美国人相信人类的行为会受到月亮的影响。有趣的是，心理卫生专业人员比起普通人更相信这点。好几个世纪以来，在世界各地，虽然文化信仰不同，人们都把月亮和疯狂联系在一起。当然，月亮圆缺的周期性使得人类情绪随之上下起伏，这个观念似乎要比 13 号星期五的效应听起来更有道理。科学家一度认为，这种生物的周期性是无稽之谈，但现在大都认同季节会影响情绪和行为这个说法，而且人都免不了有昼夜规律，也就是说生物体的各种生理机能，如体温、警觉性、记忆和情绪会因昼夜变化而有所不同。

我在电脑上继续搜索，找到了上百篇有关月亮与人类行为的文章，最让我好奇的一篇是发表在《澳大利亚医学杂志》（*Medical Journal of Australia*）上的研究报告。这个研究长达 5 年，追踪了澳大利亚新南威尔士一家医院里药物中毒或企图自杀的病例。在这期间，这家医院总共住进了 2 215 个药物过量或企图服毒自杀的病人。研究人员要研究的是，发生这种事情的概率和月亮的周期到底有没有关系？另外，这跟一个人的星座或生辰八字是否有关？报告指出，正如每个人所想的那样，服毒自杀的概率跟星座无关，不会因为一个人是处女座或天秤座，这种倾向就会比较严重。生辰八字也是一样，看不出跟自杀率有任何关系。然而，研究结果证明，女人在满月之时服药自杀的比例要比在新月的时候少 25%。

令人更惊奇的是，其他类似的研究居然得出了相同的结论。1996 年有篇报告研究的是法国多尔多涅地区 10 年来的自杀率，作者用妙趣横生的英文下了这样的结论："法国人在圆月时死得少，在新月时死得多。"另外，以俄亥俄州凯霍加郡和佛罗里达州戴德郡为对象的研究也发现，在月圆之时，自杀率较低。至于月圆是否有快乐效应，从而使得自杀率下降，这些研究并

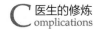
没有证实这点。就算心理状况和月亮的周期性有关，关联性似乎也很小。

研究人员也调查了其他一些事件与月亮周期性的关系。有人翻阅了警察局的记录本，看看月圆时的报警电话是不是比较少；有人咨询了精神科医生，研究月圆时病人是否更不容易出现状况；也有人统计了月圆之时，一些常见的疯狂事件发生的概率是否比较小。我还注意到有人研究了月圆时看急诊的人是不是变少了。结果，没有人发现月亮和这些事件有明确的关联。

∞　　　　∞　　　　∞　　　　∞

于是，我松了一口气，心满意足地离开了图书馆。我确信，在我值班的那个晚上，不管月亮是圆的还是方的，不管大家认为那个星期五有多的不吉利，出状况的概率其实和平常没有什么两样。

两周后，这一晚终于降临了。我在下午 6 点整准时步入急诊室。我突然发现，这天急诊室里人满为患，白天值班的住院医生已经疲惫不堪，然而还有很多病人等着我来处理。我一进急诊室，就来了一个脸色苍白、浑身是血的车祸伤者。根据警察和紧急救护人员的说法，原来这个年轻人和女友逛街时身上带着枪，结果看到警察时拔腿就跑，上了车，一脚油门踩到底。警察追了上来，由此展开一场大追逐，最后以撞车收场。

这只是一个开始，之后的工作就没停下来过。我简直累死了，一整晚忙个不停，连找两分钟坐下来歇歇腿的时间都没有，好像有永远都处理不完的病人。

"今天是 13 号星期五。"护士抱怨说。

我刚想说，研究结果表明，其实灾祸跟日期并没有什么关联。然而，话还没说出口，呼叫器又响了。又一个全身是伤的新病人来了。

COMPLICATIONS

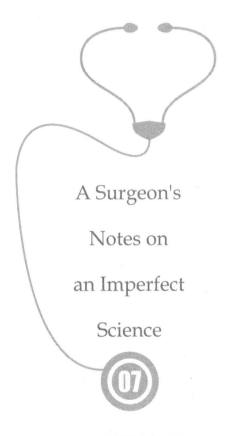

A Surgeon's

Notes on

an Imperfect

Science

07

疼痛的迷雾

　　针对慢性疼痛的治疗，除了要完成详尽的身体检查，也要了解病人所在的社会环境中是否存在问题。慢性疼痛往往不是因为我们身体里面出了毛病，而是我们身体外部的问题造成的。

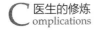
非典型背疼

每一种疼痛都有故事。我现在要讲的故事可以追溯到多年前，是主人公56岁那年发生的事。昆兰住在波士顿，是一位建筑师，喜欢冲浪，一头天生的白发让他看起来很特别。他在毕康街上有一间事务所，生意红火，麻省大学医学院的大楼就是他的事务所设计的。1988年3月的一天，他为富兰克林动物园修建凉亭的时候，不小心从工地的攀登架上摔了下来。他的背部没有受到明显损伤，但左肩脱臼、骨折，做了好几次手术。等到了秋天，他再次坐在绘图桌前时，突然感到背部一阵剧痛袭来，就像是被蛇咬了一样。在那之后，剧痛又发生了好几次，一开始他想等疼痛自己过去，然而不久就疼得受不了了。有好几次，他正在和客户讨论设计方案，背部突然感到一阵剧痛，疼得他差点叫出声来，客户扶住了他，让他坐下。还有一次，他跟同事在餐厅吃饭，背痛又突然袭来，疼得他把刚吃的东西吐了出来。不久之后，他每天只能工作两三个小时，事务所也只好转让给合伙人去管理。

昆兰的骨科医生为他照了无数张X光片，然而从这些X光片中实在看不出有什么不对劲，于是骨科医生建议他去看疼痛科。疼痛科医生向他的脊椎注射了局部麻醉剂，这让他的疼痛感缓解了几天，但是一两次之后，药效就越来越差，到最后竟完全不起作用了。

我看过他的 CT 扫描片子、检验报告、X 光片和超声波等一大堆检查结果，而单从这些资料中实在无法看出他的背痛严重到了这个程度。没有骨折，没有肿瘤，也没有感染，甚至没有丝毫关节发炎的现象。他的脊椎排列得十分整齐，就像方方正正串联起来的棋子。看了这些资料，即使是实习医生也会认为病人背部没有任何问题。

当医生遇到病人总是说身体某个部位疼却又找不出有什么毛病的时候，怎么办？我们通常不相信这样的病人真的有病。我们认为这个世界上的任何一件事都是可被解释的，而且是符合逻辑的。如果碰到问题，这问题也得是我们看得到、感觉得到，至少是用仪器检查得到的。因此，对昆兰的背痛，我们的结论是：这根本就是他臆想出来的毛病，可以说是一种"精神疼痛"。昆兰的骨科医生建议他，除了找物理治疗师定期检查外，也有必要去看一下精神科医生。

我曾去昆兰的家里看望过他。他家在波士顿城郊，靠海。我看到他的时候，他正坐在办公桌边，从宽敞的落地窗望出去，可以看到一个精致的小花园。桌上有一些尚未完成的设计图和一个文具盒，里面有十来支绘图笔、小尺子和量角器。他勉强挤出一个微笑，然后站起来跟我打招呼。

我想到他的背痛，想到他的各项检查清晰地显示着无异常情况……难道他在装病？

我问他的时候，他有气无力地笑了一下，然后告诉我，有时候连他自己也会怀疑。他说："我现在过得很好。"他领了残障专用车牌，而且也不用为了钱操心，也没有事业上的压力。可是背痛依然困扰着他。他手臂上一天24 小时贴着高剂量止痛药贴，却没什么效果。他连最简单的排队、爬楼梯这样的事都干不了，甚至无法连续睡上 4 个小时，每次睡到一半就被痛醒：

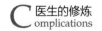
"好像有人从我背上拧下一块肉似的。"

他的太太身材高挑，比他小几岁，长得很漂亮，但眼神中透着些许哀愁。我问她，是否想过她丈夫可能是装的。但她说，10年来，她丈夫每天都被疼痛折磨得死去活来，这不只是在考验他的忍耐极限，也是在考验她的心理承受力。她知道，他不会放弃自己的尊严装出这副德性。比如有时，丈夫帮她提购物袋，但由于疼痛突然发作，他不得不放下袋子，过一会儿再提起来。他本来很爱看电影，就是因为背痛，现在都不敢进电影院。还有不知多少次，他痛到无法动弹，不能及时上厕所，就拉在了裤子上。

然而，有时候她还是感到很困惑，怀疑这种疼痛会不会是他臆想出来的。她注意到，他焦虑或脾气暴躁时就会疼得更厉害；心情好或是有什么转移他注意力的时候，疼痛就可能消失。她和医生一样，很想知道引起他疼痛的原因是什么，是心情、念头？但有时疼痛甚至来得无缘无故。更令人费解的是：像昆兰这样长期惨遭疼痛困扰的病人不在少数。

∽　　　　∽　　　　∽　　　　∽

40多岁的麻醉科医生凯斯是波士顿布力根妇女医院（哈佛医学院附属教学医院）慢性疼痛治疗中心的主任，也是昆兰的主治医生。向凯斯医生求助的病人忍受着各种各样的疼痛：背痛、脖子痛、关节痛、全身痛、神经痛、艾滋病引起的疼痛、骨盆疼痛、慢性头痛、因癌症而起的疼痛还有幻肢痛，等等。通常，这些病人都已经看过无数医生了，也试过各种治疗方法，可结果就是没用。

这个疼痛中心的候诊室跟一般诊所没什么两样，铺着深蓝色的地毯，书架上摆着一些过期的杂志，病人面无表情，静静地坐在靠墙的长椅上。角落有个玻璃柜，里面放着病人写给医生的感谢信。说实话，我和其他医生都很感谢疼痛科的医生，庆幸他们愿意把我们手上的"烫手山芋"接过去。患有慢性疼痛的病人实在很难应付。对于他们的病，我们既无法解释清楚，又不能为他们减轻痛楚。这样的病人让我们做医生的感到很气馁，最后不得不对自己的能力感到怀疑。像凯斯这样的医生愿意对这种病人伸出援手，我们真是高兴都来不及。

凯斯把我领进了他的办公室。他说起话来慢条斯理，态度温文尔雅——这样的人做疼痛科医生再合适不过了。他告诉我，像昆兰这样的病人其实很常见。长期的背痛已经成为员工请长假的最主要原因，仅次于感冒。事实上，背痛在当今美国已经成了一种流行病，然而没有人能解释这是为什么。一般来说，我们认为背痛是物理因素造成的，即脊椎压力过大。现在甚至已经有了"背部训练学校"，专门教授提起重物的正确姿势等。然而，现在体力劳动者数量逐年减少，受背痛困扰的人却不断增加。

凯斯说，只以物理因素来解释背痛成因八成是错误的。的确，用不正确的姿势举起重物，可能会造成肌肉拉伤或椎间盘突出，但这种用力过度的经历每个人都有，大多数的人都不会因此而长期饱受背痛折磨。目前已有好几十项研究想找出引起背痛的因素，希望能够预测出哪些伤害会引发长期背痛，但至今还没找到。例如，医生过去常以为椎间盘损伤和疼痛有关，但最近的研究发现两者之间不一定存在关联。很多没有背痛的病人也有椎间盘突出的问题，相反，很多像昆兰那样长期背痛的病人，脊椎看起来却没有什么太大问题。

如果背部状况不能预测是否会存在长期背痛的问题，那么什么才能预测呢？也许是生活中发生的一些不如意的事情，比如感到寂寞、官司缠身、被训斥或对工作不满等都可能会引发背痛。但医生和病人都不愿承认这一点。

疼痛的秘密

翻开医学史，你会发现有不少人一直想解开疼痛的谜题。勒内·笛卡儿早在 300 多年前就曾试图做出一个解释。他认为，疼痛完全是一种身体现象：组织受损使得某些神经受到刺激，神经纤维再把神经冲动传到脑部，疼痛的感觉就产生了。笛卡儿说，这种现象就像拉了拉绳索，敲响了大脑中的警钟。笛卡儿这个说法影响深远，已经深入人心。20 世纪疼痛研究的焦点就在于寻找与疼痛有关的神经纤维和神经传导路径。

医生遇到抱怨这里疼、那里疼的病人时，通常会采用笛卡儿的观点，把疼痛视作身体组织受到伤害的表现。于是，医生就会为病人从头到脚地检查一番，查看病人的椎间盘是否破损，有没有骨折或是感染，检查病人是否长了肿瘤，然后想办法把出了问题的地方治好。

不过，这种解释显然不够严谨。在第二次世界大战期间，亨利·毕阙（Henry Beecher）曾针对伤势严重的士兵进行了一项研究，现在这份研究报告已成为经典著作之一。毕阙发现，在伤兵（受伤种类包括复杂骨折、中弹、肢体残缺等）当中，58% 的伤兵只觉得有一点疼，甚至感觉不到疼，只有27% 的伤兵需要药物来缓解疼痛，但如果是一般百姓伤成这种程度，没有止痛药肯定就活不下去了。毕阙认为，伤兵对疼痛的忍耐力会这么高，显然和心理因素有关。这些伤兵因为保住了一条命而欣喜若狂，这种狂喜抑制了疼痛信号的传导。由此可见，疼痛的传达路径相当复杂，并不是一条简单的单行道。

1965 年，加拿大心理学家罗纳德·梅尔扎克（Ronald Melzack）和英国生理学家帕特里克·沃尔（Patrick Wall）提出了闸门控制理论。他们认为，在疼痛信号传送到大脑之前，在脊髓中必须经过一道像是闸门一样的东西。

闸门可以控制疼痛信号的传导，使得神经纤维无法直接将疼痛的神经冲动传送到大脑。而事实上，研究人员真的在脊髓背角处找到了这个"闸门"。这个理论解开了某些谜题，比如脚痛的时候，为何按摩可以缓解甚至消除疼痛？那是因为按摩可以把信号传送到脊髓背角，关闭控制疼痛信号传达的那道闸门。

梅尔扎克和沃尔最惊人的假设是，这道闸门不仅能阻止感觉神经把信号传到大脑，同时也能阻断来自大脑的信号。换句话说，拉动了绳索，警钟不一定会响，而且警钟本身（也就是心灵）可以让响声停止。在这一理论的启发下，很多研究人员纷纷着手研究情绪、性别和信仰会对疼痛产生什么样的影响。例如，在一项研究中，研究人员找了一些芭蕾舞者和大学生进行了一个实验。实验方法很简单：你把手放入和体温差不多的水中两分钟左右，以此作为感觉标准。两分钟后再把手放进一盆冰水中，开始按顺时针的方向旋转。当你开始觉得疼的时候，把时间记录下来，这就是你的疼痛阈值[①]。当你觉得疼得受不了，不得不收回手的时候，再把时间记下来，这就是疼痛耐受度[②]。为了避免受伤，双手放在冰水中的时间不能超过 120 秒。

实验结果令人惊讶。女学生平均 16 秒就开始觉得疼痛，在 37 秒的时候便觉得疼得受不了。女舞者的疼痛阈值和耐受度几乎是女学生的 3 倍，同样，男舞者的疼痛阈值和耐受度也比男学生高出许多。这种差异要怎么解释？也许这与芭蕾舞者的心理因素有关吧。专业舞者无论是自我修炼、体能还是竞争心理都特别强，也比较习惯练习中的伤痛，这也就是他们即使扭伤了脚还能登台演出的原因。

关于疼痛的研究，还有一些研究结果表明，外向的人比内向的人的疼痛

---

① 个体能感知疼痛的最小刺激强度。——译者注
② 个体能忍受的最大疼痛强度。——译者注

阈值和耐受度要高，而有毒瘾的人这两项结果都低。另外，对疼痛的敏感度是可以通过训练降低的。目前已有惊人的数据证明，即使是最简单的暗示，也会对疼痛感产生较大的影响。

有一项研究是以 500 个牙科病人作为研究对象的。在这些病人中，有人注射的只是镇静剂，但医护人员告诉他们，打这一针可以减轻他们的疼痛，这些人果然不会觉得很疼；而有些人注射的也是镇静剂，但医护人员对他们什么也没说，效果就大打折扣；有些病人其实已经注射了麻药，但医护人员没有做任何说明，效果甚至比不上只注射镇静剂但得到暗示的病人。现在，已有充分的证据显示，在疼痛的过程中，大脑并不只是被动地接受，有时也主动参与其中。现如今，每一本医学教科书都告诉我们，闸门控制理论不只是理论，而是事实。

闸门控制理论融合了笛卡儿的观点，即当你感觉到疼痛时，其实就是组织受伤后信号由神经纤维传送到大脑的结果，但闸门控制理论加上了这一点：大脑也能控制传送伤害信号的闸门。然而，如果按照这个理论，昆兰的慢性背痛是因为他身上哪里的组织受伤了？再比如幻肢疼痛的现象，很多病人在截肢之后的一段时间内会感觉被切掉的手或脚还在，而且还有疼痛感。事实上，手或脚已经不在了，闸门已没有神经冲动要控制了，那又怎么会感觉到疼痛呢？绳索和钟锤已经都没有了，但那警钟似乎还在响个不停。

止痛药的魔力

1994 年的一个春天，约翰·霍普金斯医院的神经外科医生伦茨要为一个双手不停颤抖的病人做手术。病人叫劳伦，36 岁，多年来他的双手一直不断地颤抖，连写字、扣衬衫扣子、拿杯子喝水等最简单的事都做不好。他的工作也因此受到很大的影响，因为手的问题，他不止一次地被公司解雇。天知道他多么希望过上正常的生活。因此，他决定动手术破坏视丘①中的部分细胞，使得双手避免因接受过多刺激而抖个不停。

然而，劳伦还有另一个大问题。过去的 17 年里，他不断被一种严重的精神官能症所困扰，也就是所谓的恐慌症，每周至少会发作一次，有时是上班坐在电脑前面的时候，有时是在家里喂孩子吃饭的时候。他会突然觉得胸部剧痛，好像心脏病发作一样，心脏狂跳不止、耳鸣、喘不过气来。伦茨医生在手术前向精神科医生咨询过，确定他的恐慌症不会影响到手术。

伦茨说，手术一开始进行得还比较顺利。他在病人头顶注射了局部麻醉剂，然后打开一个小洞。接下来，他小心翼翼地把一支细长的弱电探针插入病人头部，进入视丘。因为只是做局部麻醉，病人在手术中仍是清醒的。伦茨一边忙着手上的动作，一边同劳伦进行交谈，有时要求他吐下舌头，有时要他动一下手，来查看他的状况怎么样。这种手术的危险在于可能会找错目标，破坏一些其他的细胞。

伦茨在劳伦的视丘中找到了一个目标，标识为第 19 区，用低电压的电流刺激了一下。伦茨告诉我，一般来说，刺激到这个部位，病人会觉得前臂被轻轻刺了一下。伦茨接着刺激邻近区域，也就是被标识为第 23 区的地方。这时，通常病人会觉得胸口痒痒的，就像一般的搔痒。但在第 23 区受到刺激时，劳伦却觉得痛得要命，跟他恐慌症发作时的胸痛如出一辙，而且一样有窒息的感觉，他立刻有一种濒死的感觉。伦茨立刻停止刺激，这种感觉也随即马上消失，劳伦也恢复了平静。这个现象让伦茨百思不得其解，于是他在第 23 区又刺激了一下，劳伦又痛得要死。他立刻终止了这个行为，并向劳伦道歉。然后，伦茨找到控制手部颤抖的细胞，加以烧灼。手术成功。

① 感觉与运动信号的主要协调中枢。——译者注

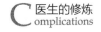
∞   ∞   ∞   ∞

尽管手术已经圆满结束，伦茨却没有停止思考。之前，他看到过一次类似的现象。病人是个 69 岁的老太太，长期受到心绞痛的折磨，即使只是做一些细小的动作，都可能让她的心脏危机一触即发。伦茨决定为她做手术。像劳伦一样，他发现她的第 23 区神经细胞一受到刺激，胸口就觉得很痛，跟她平时胸痛发作的时候很像，并且感受更强烈。她描述这种痛感："很强烈、很可怕，像要被压死似的。"

一般医生很容易忽略这样的话，但伦茨对疼痛的钻研已有多年，他认识到自己看到了一个非同小可的现象。后来，他把劳伦和那个老太太在手术中时的疼痛反应写成了一篇报告，发表在《自然医学》（*Nature Medicine*）上。伦茨在报告中指出，在这两个病人的大脑中，掌管一般感觉信号传输的部位异常敏感，只是受一点小小的刺激，引起的反应却无比强烈。拿老太太的病例来说，平时她的胸痛像是心脏病发作的信号，但在手术中她胸痛时，心脏却没有出现任何异常情况，这说明她的胸痛是大脑受到刺激的结果。而劳伦的例子更奇怪。他的胸痛并不是因为生理上有任何病变，而是恐慌症导致的结果。也就是说，他的胸痛是心理因素引起的。从伦茨的研究结果来看，所有的疼痛都是"脑子空想出来的"。有时还不仅仅如此，比如劳伦（或许昆兰也是），疼痛系统错乱不一定是身体受到伤害而引起的。

这就是关于疼痛的最新理论。提倡这个理论的主力正是当初提出闸门控制理论的梅尔扎克。他在 20 世纪 80 年代后期放弃了众所周知的闸门控制理论，改为支持这个新理论。这个转变令很多人都觉得难以置信，但梅尔扎克提出了一些数据，告诉大家疼痛或其他感觉并不是大脑被动的感受。受伤的时候，神经信号在传输时的确会通过脊髓这个闸门，但真正产生疼痛感的是大脑。即使在没有外界刺激的情况下，大脑也能产生疼痛感。梅尔扎克做了个假设：假如一个疯狂的科学家把你身体其他部位都摘除了，只剩下一个脑子装在罐子里，你仍然可以感觉到疼痛。事实上，你所有的感官感受仍然存在。

根据这个新理论，疼痛和其他感觉都是大脑中"神经调节系统"作用的结果，就像是 CD 播放器上的按钮。你感觉到疼痛，是因为大脑中产生疼痛感的神经模组正在运行，就像你按下 CD 播放器的"播放"键一样。疼痛是一种十分复杂的反应，包含的不是一种特定的感觉，而是由肌肉运动、情感变化、注意力的集中程度和全新记忆等混合在一起的复杂感受。

这样想想，脚趾踢到东西这样的事情似乎就不是那么简单了。从新的疼痛理论观点来看，来自脚趾的信号必须经过脊髓的闸门，再加上来自大脑的各种信号，比如要将记忆、愿望、情绪和注意力等许许多多的因素汇集起来才会触动脚趾疼痛的神经调节系统。有些人也许可以消除身体上受到的一些刺激，不会注意到脚趾踢到东西，那就不会觉得疼痛了。关于这一点，没有什么好大惊小怪的。梅尔扎克的理论让人大吃一惊的是，脚趾明明没有踢到东西，神经调节系统却同样会运作，使得脚趾感到疼痛，就像踢到东西一样。劳伦大脑里的第 23 区就是一个很好的例证。任何情况都有可能触动这个神经调节系统，如抚摸、突如其来的恐惧感或打击，或是任何一段回忆。

∞   ∞   ∞   ∞

这种有关疼痛心理学的新理论，为疼痛药理学的研究指引了一个新的方向。对药理学家来说，治疗慢性疼痛的终极目标就是研发出一种比吗啡还要强效的药剂，并且没有副作用（成瘾、昏昏欲睡和运动障碍）。如果疼痛是由神经系统的过度反应引起的，那么只要研发出一种可以抑制神经系统反应的药物，所有的问题就可以迎刃而解。现在已经有越来越多的疼痛科医生开一些抗癫痫的药物给病人使用。这些药物可以调节大脑神经元，降低神经元的兴奋性。昆兰服用了半年后，就不再感到疼痛了，而且副作用很小。但是，从临床效果来看，这种药只对一部分病人有效。因此，药厂仍然在努力研发出一种稳定神经系统的新药物。

举个例子，硅谷有一家生物科技公司，在不久前想到利用芋螺 ① 的毒液研发一种新的止痛药。问题的关键是如何降低芋螺毒液的毒性，使它成为可以供人使用的良药。未经处理的芋螺毒液会破坏人的大脑，足以让人丧命。这家公司的研究员利用芋螺毒液研发出一种名叫"Ziconotide"的强效止痛药。这种药物不会使神经元瘫痪，只会降低其兴奋性。在临床试验中，Ziconotide 对癌症和艾滋病引起的慢性疼痛的治疗效果都不错。另外，美国雅培公司（Abbott）也在研发一种名叫"ABT-594"的新止痛药。他们在《科学》杂志上发表了这种药物的动物实验成果：ABT-594 减轻疼痛的效果要比吗啡强 50 倍。其他药厂也在进行止痛药的研发试验活动，像众所周知的 NMDA 这种可以降低神经兴奋度的药物。如此看来，消除疼痛的万灵丹即将面世了。这正是昆兰这类病人梦寐以求的事情。

治本之方

然而，这些药物可说是治标不治本，充其量只能解决一半问题。根本问题在于如何在一开始就阻止病人的疼痛系统错乱。病人说起自己疼痛的经历，总是从最开始的受伤事件说起。因此，我们一直认为，要避免慢性疼痛，最好避免急性伤害。然而，看看凯斯医生的疼痛门诊，再瞧瞧伦茨医生的手术台，我们发现慢性疼痛不仅仅是由于病人的肌肉或骨骼受到伤害，事实上，某些长期疼痛看起来像是一种社会流行病。

---

① 有的芋螺毒性很强，它的齿舌倒钩上的毒箭在捕食时会射出毒液，注入猎物体内，使其昏迷。——译者注

20 世纪 80 年代初，澳大利亚的很多上班族，特别是电脑操作人员，都有手臂突然疼痛的经历。医生的诊断结论是"重复性疲劳伤害"①，简称 RSI。这不是简单的抽筋疼痛，而是严重的长期慢性疼痛，而且症状会越来越严重，疼痛感也会越来越强烈。这类患者平均每年一般会请两个多月的病假。

面对这些手臂疼痛的病人，医生找不到疼痛原因，查不出病人身体究竟是哪个部位有损伤，因此也无法找到有效的治疗方法。然而，这种手臂疼痛的患者越来越多，就像是一种流行病。到了 1985 年，患有这种病的人数达到了一个峰值。在澳大利亚的两个省，某些产业内有 30% 的工作人员都出现了 RSI 的症状，但其他一些产业的员工几乎没有这样的问题。引发这种病症的原因是否和工作环境有关呢？是不是重复性的动作引起的？还是因为工作设备不符合人体工学？然而研究人员发现这些因素和 RSI 的病因没什么关联。而且，这种病症只盛行了一段时间而已，到了 1987 年几乎销声匿迹。90 年代末，澳大利亚的研究人员甚至抱怨 RSI 病例少到没法做研究。

与此相比，长期背痛则是挥之不去的病痛。由于各方面的原因，我们很难去追查这种病痛的社会因素，更不用说文化因素了。目前有几个研究表明，婚姻幸福或是对自己工作满意的人，患严重背痛的可能性比较小。另外，从统计数字来看，从不同医生处得到的诊断证明越多的人，以及可以领到伤病保险金的人，长期背痛的症状会更严重。以澳大利亚为例，很多研究人员认为，RSI 的诊断证明和澳大利亚政府早期发放的 RSI 伤病保险金就是引发 RSI 流行的两个主要因素。医生不再开这种诊断证明，RSI 也不可以领取保险金的时候，这种病症就会突然减少了。此外，媒体一开始的大肆报道让社会大众对这个病症更加关注，很多工作设备也得到改善，而 RSI 这种流行病却有增无减。近些年，在美国也出现了类似的与工作相关的流行病，例如

---

① 包括手腕神经压迫症、脊椎神经伤害、颈部及腰部僵硬酸痛等。——译者注

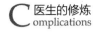
"反复压力伤害"和"反复性动作疾病"。造成这种病症的原因到底是什么？目前大家仍争辩不休，结论很难统一。

从身体上找不出什么毛病的病症不只有背痛和手臂疼痛。研究结果表明，很多慢性疼痛的形成原因和社会脱不了干系，如慢性骨盆腔疼痛、颞下颌关节综合征和长期的压力性头痛，等等。

这些患者正饱受疼痛的折磨。正如梅尔扎克告诉我们的，疼痛不一定是因为身体真的受了伤害，大脑产生的疼痛反应同样会让人痛得死去活来。因此，针对慢性疼痛，比较人性化的治疗方法通常是详尽地为病人进行身体检查，然后再了解病人所在的社会环境是否有问题。慢性疼痛往往不是因为我们身体本身出了毛病，而是我们身体外面的问题。从疼痛的新理论来看，这个层面的影响最惊人也最为深远，疼痛似乎也上升为一种政治问题了。

COMPLICATIONS

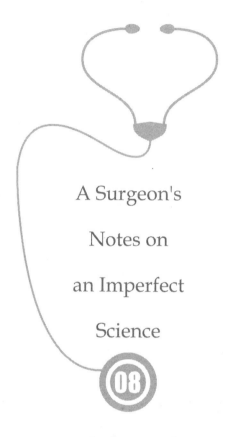

A Surgeon's

Notes on

an Imperfect

Science

08

孕吐 30 周

安娜的情况越来越糟，但她完全不考虑人工流产，因为每天，护士都会推着 B 超机来到她床边，她能听到子宫里两颗小小的心脏在扑通扑通地跳着。这就够了，她决心奋战到底。

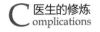
恶心是个什么东西

一开始，安娜并不担心害喜这样的事。她怀孕已经 8 周，从 B 超来看，怀的是双胞胎。安娜见过姐姐和朋友怀孕，知道害喜只是怀孕的一个必经阶段。然而，她第一次感到恶心想吐的时候，还真有点受不了。那个早晨，上班的高峰时段，她开着车经过凯斯福路。当时速达到 80 公里的时候，她突然忍不住想吐。

安娜今年 29 岁，有一头浓密、黑亮的长发，皮肤白皙，一笑就有两个小酒窝，使她看起来富有青春活力，让人很难相信她是沃顿商学院的企业管理硕士。她的丈夫是位投资咨询家，他们住在曼哈顿。安娜每天开车到长岛的曼哈赛特上班，为美国东部最大的医疗集团——北岸医疗集团——担任业务顾问。此时正是 3 月，晨风清新凉爽，但是安娜的呕吐感却更强烈了，她得赶快找个地方停下车来。

她准备从凯斯福大道转往三区大桥。这时，她觉得天旋地转，头晕眼花，胃里不断地翻腾，这时就是科学家所说的呕吐前驱期：唾液不断增加，有时甚至像泉涌一般，瞳孔扩大，心跳加快，皮肤血管收缩——她的脸色看起来更苍白了。

安娜把车开上辅路，想在路的右侧寻找一个可以让车停下来的地方，但是没有找到，于是她转了一个弯，想到左边去找找看。前面就是收费站，这里的车辆川流不息。她开始干呕，于是立刻伸手去找空的塑料袋。刚一拿到她就吐了，吐出来的东西有些沾到套裙和外套上，有一些则及时落进她拿的袋子里。她尽量睁大眼睛，稳稳地握住方向盘。终于，她找到了一个停车带，然后她踩了刹车，解开安全带，下了车，把胃里剩下的东西吐个精光。

呕吐分为两个阶段。第一阶段是干呕期，腹部肌肉、横膈膜（胸腔与腹腔的分隔）和呼吸肌肉会一起收缩数次。这时，你会感到反胃，并不断干呕。到了第二阶段，即排出期，横膈膜和腹部会进行一次长时间的强力收缩，胃部的压力很大。接着，食道放松，就像是打开消防栓的龙头，胃里的东西随即奔泻而出。

呕吐之后，人们通常会感觉舒服很多，至少暂时好受一点，但安娜并没有感觉好一些。一辆又一辆的车子呼啸而过，她坐在车里，想等感觉好一点再继续上路，然而还是一直感觉恶心。最后，她只好强忍着这种感觉，开车调头回家，然后直接上床休息。接下来的几天里，她一点食欲也没有，完全无法忍受味道重一点的饭菜。那个周末是复活节，丈夫载她回娘家。她娘家在弗吉尼亚州的亚历山德里亚，这一路上她如坐针毡，最后不得不躺在后座上。

回到娘家后，她害喜的症状越来越厉害，甚至连任何食物或水都咽不下去，结果造成严重脱水。复活节之后的星期一，她在医院里躺了几个小时，为了补充水分和营养，她不得不输液。母亲介绍她去看产科医生。这位医生告诉她，恶心、呕吐是怀孕的正常现象，建议她远离有刺激性气味的东西，不要喝冷水，吃东西的话尽可能小口小口慢慢地吃，可以尝试饼干之类的谷物食品。由于安娜的症状还算正常，医生不想开药给她。医生说，这种害喜的症状到第 14 周通常会消失，顶多持续到第 16 周。

安娜下定决心要熬过这一关，但她还是什么都吃不下，顶多能咽下一小块饼干或面包。一周过去，她又脱水了。于是医生安排家访护士到她家帮她输液。安娜无时无刻不想吐。她的食欲本来很好，什么都爱吃，但是现在即使是味道最清淡的食物都让她受不了。她以前最喜欢到游乐园享受心脏蹦跳欲裂、胃部翻搅扭曲的刺激感，而现在一上车就晕车，连站着或是偏一下头都感到头晕眼花，有时坐在床上看电视或翻阅杂志都会让她眩晕得难受。

在接下来的几周时间里，她一天都要吐五六次。一般来说，怀了双胞胎的孕妇这时体重会增加，她非但没有增加，反而瘦了很多。更糟的是，她觉得自己现在的生活简直乱七八糟。公司主管对她长时间请假已经很不满了；她的母亲是个高中老师，为了照顾她也请了长假。安娜觉得自己就像个无助的孩子。

∞   ∞   ∞   ∞

恶心究竟是个什么东西？听起来像是头奇怪而可怕的野兽。医学院的课程往往会跳过或是草草带过这个问题。然而，呕吐感却是会让病人上医院求诊的第二大不适症，仅次于疼痛。许多药物典型的副作用就是恶心。很多接受外科手术的病人，在麻醉过后清醒之时往往会呕吐，因此手术恢复室的病床旁通常会摆上一个呕吐盆。很多化疗病人也被呕吐感的阴影笼罩，一致认为这是化疗中最痛苦的部分。60%~85% 的孕妇有害喜的现象，1/3 怀孕的职业女性曾因恶心呕吐、身体不适而请长假，在 1 000 个孕妇中大概会有 5 个因害喜严重而体重大幅下降，这就是所谓的"妊娠剧吐症"。每一个人或多或少在舟车劳顿之时都领教过恶心头晕的滋味。对宇航员来说，坐太空船当然免不了会头晕目眩，只是很少有人提及这方面的问题罢了。

关于呕吐感，最特别的一项研究结论就是，人人都对其厌恶之极。公元前 1 世纪的罗马大思想家西塞罗曾说，他宁可被杀死，也不要忍受晕船的折磨。恶心不是一时难受而已，而往往会折磨得人永生难忘。不少女性忘了当年生产时如何痛得死去活来，但对害喜那种恶心的感觉却记忆犹新，一想到就怕，有些人甚至怕到不敢再生孩子。恶心就是如此特别的感觉。在英国小说家安东尼·伯吉斯（Anthony Burgess）的小说《发条橙》（*A Clockwork Orange*）中，狱方为了让凶残成性的主角阿利斯改邪归正，让他接受了一种特别的治疗，结果只要他想到性与暴力，就会反胃想吐。德国有些城镇也执行过类似的处罚手段。根据 1843 年的一份手稿所记载，他们把犯罪的青少年关在一个摆在小镇外的箱子里。警察高速旋转箱子，直到观众看到他们吐了为止。

对生物体来说，恶心呕吐这种可怕的生理反应似乎是一种本能。吃了有毒或腐坏的食物，我们就会吐出来，这样才能排出体内的毒素。对恶心感觉的记忆也会阻止我们再度吃下同样的东西。这也可以解释为什么在服药、接受化学治疗或全身麻醉之后通常会有恶心呕吐的反应：剂量虽然经过小心控制，但药剂本身还是具有毒性的，因此身体会排斥它。

为什么恶心，为什么难受

其他引发恶心呕吐的因素就很难解释了，但科学家开始注意到，这种自然的反应还是很合理的。拿害喜为例，你可能认为成长中的胚胎需要营养，害喜让孕妇恶心呕吐、吃不下东西，对孕妇的身体健康和胎儿的生长发育不利。但根据进化生物学家玛吉·普罗菲特（Margie Profet）在 1992 年发表的著名研究报告，害喜其实有保护作用。她指出，对一般成人无害的食物往往会危害到胚胎。例如，所有的植物都会产生毒素，于是我们的身体演变出精密的解毒系统，因此植物能够被我们的身体接受。但是这些系统还不能完全去除有毒的化学物质，胚胎又很敏感，即使是微量的化学毒素都不能接受。比如，马铃薯中毒素的含量尽管对母体无害，但会使动物胚胎的神经系统出现异常。爱尔兰人喜欢吃马铃薯是出了名的，其脊柱裂发生率也是全世界最高的，也许这和他们好吃马铃薯有关。

普罗菲特认为，害喜可能使胚胎避免自然毒素的伤害。她指出，女人之所以在怀孕的时候特别喜欢吃面包和谷物这种清淡又不容易腐坏的东西，而对含有较多毒素的食物，像是苦的、辣的或是不太新鲜的鱼肉敬而远之，也是出于这个原因。这种理论可以解释为何害喜多发生在怀孕初期——这正是胚胎器官发育的关键时期，也是对毒素最敏感的时候。与此同时，这个时期胚胎的热量需求很小，光靠母体储存的脂肪就够了。整体来看，怀孕害喜程度比较严重的孕妇要比程度轻微或不会害喜的孕妇的流产率低一些。

∽   ∽   ∽   ∽

那么，晕动病（因晕车晕船等引起的不适感）又有什么好处？这就很难解释了。1882 年，哈佛心理学家威廉·詹姆斯（William James）察觉到一个有趣的现象：耳聋者不会晕船。自此，大家就把研究焦点放在了前庭系统[①]上。科学家认为，剧烈的摇摆、震动会过度刺激这个部位，大脑因此产生信号，引发种种神经失调的症状，如恶心和呕吐。

但麻省理工学院的航空生理学家查尔斯·奥曼（Charles Oman）则认为，这个理论仍存在不足之处，很难去解释所有的现象。比如我们在跑步、跳跃或者跳舞的时候都不会晕眩，但如果不是我们所能控制的动作，像是在游乐园坐的过山车，就会让人头晕想吐。另外，坐车或坐飞机会令人产生晕眩恶心的感受，但是开车或开飞机时就很少出现这种状况。而有时，完全静止不

---

① 内耳主管平衡的主要结构，可使身体具有良好的空间概念。——译者注

动也会令人产生眩晕的感觉，像是进入虚拟空间或观看 3D 电影引起的晕眩感。奥曼发现，最容易让宇航员眩晕的事就是观看同伴头朝下飘浮在空中的情景——观者自己会有身体颠倒的错觉，会顿时觉得头晕、恶心。

研究人员已经得出结论，如果我们感知的动作和我们预期的动作相反，我们则会产生眩晕的感觉。例如，第一次搭船的人如果感觉脚下不再踏实地踩在地上而是起起伏伏的，就会觉得晕眩；戴上头盔进入虚拟空间的人明知自己的身体是静止不动的，却看到自己的身体上天下地，也会觉得天旋地转；而自己开车就不会这样，因为行进速度是自己可以控制的，并且可以感受到自己身体的移动。简而言之，晕动病是没有预料到的动作带来的晕眩感。

为什么未预料到的动作会让人产生如此难受的感觉呢？最主要的一个原因就是我们先前提到的那个概念：恶心呕吐是保护身体免受毒素侵害的本能机制。从人类进化的角度来看，在更新世（距今 164 万年至 1 万年前），人类还没有机会体验坐车、坐船这种持续、被动的摇晃状态，这种眩晕的感觉通常会出现在吃了迷幻药以及喝醉酒的人身上。因此，眩晕引起的恶心呕吐可以说是现代生活的副产品，这与身体本能排斥毒素的防御系统有关。然而，这个结论不像害喜的理论那样容易解释，而且并没有依据去证明这个结论。此外，焦虑、看到鲜血或目睹别人呕吐都会引起呕吐感，为什么呢？关于这个问题，还没有让人信服的解释。

恶心防治法

尽管恶心呕吐属于适应过程中的一部分，让我们得以在自然世界生存下去，但是像安娜这种的剧烈呕吐的症状似乎已经超出了我们的控制范围。在第二次世界大战以前，现代科技还没有如此发达，我们还不知道可以利用静脉注射为病人补充营养，因此患有妊娠剧吐症的病人通常会死亡。如果想要活下去，就必须流产。即使到了现在，尽管妊娠剧吐症致死的病例很罕见，严重呕吐的状况也会对孕妇的身体造成伤害，如食道破裂、肺部萎陷、脾脏破裂等。没有人知道如何能使安娜的状况好一些，但是我们必须做些事来帮帮她。

安娜的体重掉了 6 公斤后，医生不得不开些药给她吃，以减轻恶心呕吐的症状。开始，医生用的药是灭吐灵（Reglan）——这种药物一般是用来缓解全身麻醉引起的呕吐的，他在安娜腿上安了一个注射器，24 小时不断把药打入体内。然而，这种药不但没减轻症状，反而产生了一些副作用，比如颤抖、躯干僵硬、呼吸困难等。医生又尝试了第二种药丙氯拉嗪（Compazine），但依旧没什么效果，安娜还是不停地呕吐。接着，又试了止吐栓剂盐酸异丙嗪（Phenergan）。换了这种药，她的呕吐症状依然严重，并且总想睡觉。

医生为安娜做了血液检查和 B 超，也建议安娜去其他科检查看看，因为有时恶心可能是肠胃问题、严重感染或中毒引起的。结果什么也没发现，只能断定安娜是单纯的害喜。

安娜说：“我知道医生已经尽了全力。”她也尽力了。她告诉自己，一定要撑下去。作为一个企业管理硕士，安娜针对治疗呕吐症制订了周密的计划。她买了许多塑胶盆，放在家里的各个地方；还买了一套有塑胶吸头的抽吸器，当她作呕的时候，就可以把唾液吸个一干二净。整个怀孕期间，她不是弯下腰对着盆子吐，就是闭着眼睛躺在床上休息。

这时，她的亲友也没闲着，他们组成一个啦啦队为她加油，并为她搜集相关治疗资料，不管是传统疗法或是另类疗法，统统告诉她。安娜试过草药、推拿和柠檬水。有一篇报道说，生姜对治疗严重害喜有帮助，她就去吃生姜片。她也试过止吐带 ①，有人说这种指压对害喜有效，但研究人员表示，这对化

---

① 一种有指压作用的腕带，可通过向上臂内侧的“内关穴”施压而减轻呕吐症状。——译者注

疗或晕动病引起的恶心呕吐并没有什么作用。安娜觉得推拿比较舒服，可惜她的呕吐症状并没有因此而减轻。

更让人伤脑筋的是，她的害喜症状并不像医生说的，只会持续一段时间。怀孕 4 个月后，她还是一直这样吐个不停。只能说她是个特例。安娜看起来很憔悴，像生了重病一样。她的体重已经掉了七八公斤，不得不住进乔治·华盛顿大学附属医院（George Washington University Hospital），由专治高危险妊娠的医生为她诊治。医生利用点滴帮她补充营养，她的体重终于上升了一点。在接下来的几个月，她几乎以医院为家了。

对医生来说，遇到像安娜这样的病人实在是令人手足无措，看着她那么虚弱，自己却什么也做不了，这无疑是在质疑自己作为医生的专业素质。面对这种棘手的病人，医生只能尽力应付。安娜在住院期间看到了不少医生的应付手段：有的医生不断安慰她说，也许再过几周她就没事了。有一个医生甚至问她想不想回纽约继续治疗。这个问题不禁让她猜想医生是不是想把她赶走。还有一个医生认为她的呕吐是可以利用意志力克服的，只要她努力再多吃一点。

她看得出这些医生对于她的状况十分苦恼。后来，有医生建议她去看看精神科医生。这个建议其实不是没有道理，焦虑和压力的确可能引起恶心呕吐。只要能够止住呕吐，安娜愿意尝试任何事情。不过，安娜说，她去看精神科医生的时候，医生一直问她，是不是在生宝宝的气，是不是无法承担为人母的角色。还有一个研究结论表明，妊娠剧吐症是孕妇潜意识排斥怀孕导致的，尽管这个弗洛伊德式的理论并不可取，但令人吃惊的是，有不少医生相信这个说法。

安娜的情况越来越糟，医生不但束手无策，而且百思不得其解。她的亲

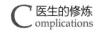
友从报纸杂志上看到阿诺·施瓦辛格的太太曾有克服妊娠剧吐症的经历，就告诉了医生，建议他们试试。这种疗法是注射一种叫作氟哌利多（droperidol）的药物（这是一种给手术病人用的镇静剂）。安娜用了这种药物后不但没好，反而更严重了，每10分钟就要吐一次，直到吐得食道破裂甚至吐血。

她承受着持续的折磨。有些妊娠剧吐症的病人实在忍受不了这种痛苦，于是选择人工流产。对面病房有个孕妇就选择了人工流产。医生也问过安娜要不要做人工流产，她完全不考虑这个做法。首先，她自己是个虔诚的天主教徒，其次，每天护士都会推一部小小的超声波机到她的床边，她能听到在她的子宫里有两颗小小的心脏扑通扑通地跳着。这就够了，她对战胜痛苦充满了信心。

没有一种止吐剂是对所有恶心呕吐症状都有效的。含有东莨菪硷的皮肤贴片能够抑制大脑中的呕吐中枢，对晕车晕船等晕动病和术后呕吐很有效，但对孕妇或化疗病人的呕吐症就无效；又如，盐酸异丙嗪这样的多巴胺拮抗剂对害喜和晕车晕船有效，但对化疗病人则没什么效果；至于像枢复宁（Zofran）这种先进的新药，据说对抗呕吐就像盘尼西林对抗细菌那样神效，但也不是对每一个呕吐病人都有效。适量的大麻似乎对化疗引起的呕吐有一些效果，但并不宜用于孕妇，因为大麻会危害到胎儿。

会引发恶心呕吐的因素各种各样，像是突如其来的摇晃、难闻的气味、药物以及怀孕时荷尔蒙浓度的变化等。科学家解释说，大脑有个管理呕吐的机制，可以接收所有输入的信号并做出反应。这些信号来源于鼻子、肠道、胃和大脑的感受器，侦测胃部饱胀的接受器，耳内的运动感测器以及更高级的大脑中枢等。然而，目前研制出来的止吐药剂只能阻断某些信号的传输路径，对其他地方的传输路径则无能为力。因此，止吐剂不是对每一种呕吐症都有效果的。

除此之外，我们通常认为恶心和呕吐是同一种现象，其实并不是这样的。恶心和呕吐有很大区别，在大脑中是由不同的区域控制的，因此，有些止吐剂可能对治疗恶心有效果，但不能治疗呕吐，反之亦然。从另一方面来看，呕吐和恶心的感受是完全不同的。我记得有个六年级的小学生有一种特殊本领，可以随意控制呕吐。他用不着挖喉咙就可以吐出来，而且并没有不舒服的感觉。这种"特异功能"叫反刍症，可以使人在吃下食物后不久就吐出来，而且不会有任何恶心的感觉，相反，也可以让人在头晕恶心到了极点时不呕吐。所以，能够止住呕吐的药不一定能消除恶心的感觉，然而有很多医生和护士并不了解这一点。例如，医护人员对枢复宁评价很好，但病人并不觉得它有多么神奇。枢复宁这类药物确实对化疗病人呕吐的情况有所改善，但病人还是会感到不舒服或恶心。

科学家对化疗病人的恶心呕吐现象进行研究后有了惊人的发现——化疗病人向来是科学家们研究恶心呕吐的主要对象。研究人员发现化疗病人的恶心呕吐分为三种形式。第一种是急性恶心呕吐，在使用某种化学药剂后几分钟或几个小时内出现恶心呕吐感，但这种不舒服的感觉不会持续太久。很多化疗病人在一两天之后又会产生恶心呕吐的感觉，这就是第二种，延迟性呕吐。在接受化疗的病人中，有 1/4 的病人在接受药物注射之前就会出现预期性的恶心呕吐，这是第三种。罗彻斯特大学医学院的莫罗把这三种形式的恶心呕吐的特点记录下来，发现一开始病人急性呕吐得越厉害，就越容易出现预期性呕吐。化疗做过的次数越多，就越容易引发预期性呕吐。有时，病人看到护士拿药过来，就会条件反射呕吐，后来只要看到护士的身影就会呕吐，甚至有时开车经过医院也会作呕。

当然，这些反应类似《发条橙》中描述的心理治疗的症状。这种心理反应或许是造成延迟性呕吐（包括害喜）的关键性因素。延迟性或预期性的呕吐一旦形成习惯，即使是再强效的止吐药也无用武之地。根据莫罗等人所做的研究，只有像催眠或深度放松等行为疗法才可以大幅改善呕吐的状况。然而，这种行为疗法并非对每一个病人都有效。

∞   ∞   ∞   ∞

总体来说，到目前为止，医学中对抗恶心呕吐的武器还很老旧。很多人正在被恶心呕吐折磨着，他们表示，如果能消灭恶心呕吐感，花多少钱都没关系。于是制药厂投入数百万美元，希望能研发出效果更好的新药。以默克集团（Merck）为例，他们已研发出一种颇有潜力的新产品，目前叫作"MK-869"。这类新药叫作"P 物质 ① 拮抗剂"。默克宣称，此药用于临床忧郁症患者效果不错，因此备受瞩目。

这个研究结果具有重大意义，原因有两个：首先，这种药物可以同时改善急性呕吐和延迟性呕吐；其次，它不但可以减轻呕吐的症状，还能消除恶心的感觉。在接受化疗后的 5 天内使用 MK-869，多达 49% 的病人的恶心感消失。

但是，所有的药物都是有局限性的，只会对一些病人有疗效。即使是 MK-869 这样的强效止吐新药，也只对半数左右的化疗病人有效。（至于 MK-869 能否减轻害喜的症状，由于医学伦理和法律限制，药厂通常会避免让孕妇参与新药的人体试验，因此这个问题恐怕很难在短时间内找到答案。）迄今为止，还没有像吗啡对付疼痛那样的特效药可治疗恶心。然而，临床医学中出现了一种全新的专业学科，即减轻治疗法，它有着不俗的表现。这是

---

① 由神经细胞释放的物质，能把疼痛相关的脉冲传至中枢神经。——译者注

个很完美的计划，试图以科学手段减轻病人的苦痛。令人欣慰的是，他们做到了一些别人做不到的事，竟然找到了一些解决方法。

减轻治疗法针对的都是生命快走到尽头的病人，它致力于提高这些病人的生活品质，而非延长他们的寿命。或许有人认为没有这个必要，但很多证据表明，从事减轻治疗法的医生、护士或社工为那些病人做了不少贡献。病患到了这个时期常常受疼痛的折磨，还会感到恶心。有些病人由于肺部功能很差，经常会呼吸急促、喘不过气来；有的病人得的是不治之症，身心受尽折磨。减轻治疗法的专业人员给了这些病人很大的帮助。他们通常会认真看待这些病人的痛苦，把这些痛苦作为必须解决的问题。

这和其他医护人员截然不同。一般的医生或护士只会把病人的痛苦看成一种症状，当作疾病的一种反应，目标还是治疗疾病本身，因此只会检查身体是否出了什么问题。如果阑尾发炎，就做手术切除它；如果是骨折就复位、固定；要是肺炎的话，就用抗生素来治疗。我们认为这就是在为病人解除痛苦。但病人的痛苦通常并不是做手术、吃药就可以解决的，恶心就是这样一个典型的例子。通常，恶心并不是一种病症，而是一种正常反应，比如搭乘车船或怀孕，或是化疗、使用抗生素以及接受全身麻醉等情况都会引起恶心、呕吐。这时，病人即使没有任何疾病，仍会觉得很痛苦。

想想生存的意义吧。当病人住院的时候，每4个小时，护理人员就会来到病床边查看病人的生命指征——包括体温、血压、脉搏和呼吸速率，以帮助医生了解病情。全世界的医院都是这么做的。的确，我们可以通过这些临床检查数据得知病人的身体情况，但是不一定能看出病人的问题出在哪儿。减轻治疗法提出，应该将"痛苦"（病人不舒服的程度）作为第五个生命指征。减轻治疗法引起的争议迫使医生们不得不正视痛苦这个问题，让医生们了解自己在缓解病人痛苦这方面做得还不够。

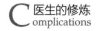
　　另外，由于减轻治疗法的兴起，也出现了更好的治疗手段。例如，病人在严重恶心或疼痛难忍的情况下通常会抵抗治疗。减轻治疗法的专家发现，最好在症状不严重的时候，甚至在症状出现之前就进行治疗。因此，在搭车乘船或化疗之前可先使用止吐剂，防患于未然。

　　也许减轻治疗法最大的贡献就是指出了症状和痛苦的区别。如埃里克·卡塞尔医生（Eric Cassell）在《受苦的本质与医疗的目标》（*The Nature of Suffering and the Goals of Medicine*）一书中指出，对某些病人来说，只要了解他们痛苦的来源，以不同的角度来看痛苦，或者只是接受我们无法完全征服自然的事实，就能控制痛苦。尽管药物没有作用，医生还是可以帮助病人。

∽　　　　　　∽　　　　　　∽　　　　　　∽

　　安娜说，她最喜欢的医生中有少数几个承认他们不知道该怎么解释她的呕吐症状，也不知道该如何治疗。他们说，他们从来没见过像她这样害喜如此严重的病例。安娜感受得到他们对她的同情。她不得不承认，这种坦白让她感觉很矛盾。有时，他们的所作所为让她怀疑自己是否找对了医生。但是她尝试了所有的疗法，医生们也都尽力了，可那恶心的感觉就不肯消失，这真的超出了所有人的理解范围。

　　第一个月简直就是噩梦，她真不知道自己是怎么熬过来的。慢慢地，她感觉自己变了，意志力变得坚强，有时甚至觉得事情并没有想象得那么糟糕。她每天祈祷，相信肚子里的两个宝宝是上帝赐给她的礼物。为了宝贵的礼物，所有的痛苦和折磨是她必须付出的代价。她不再到处寻找止吐的药物。怀孕26周之后，她不再尝试各种实验疗法。她的恶心呕吐症状依然严重，但她相信自己最终会获得胜利。

最后，她终于看到了一点希望的曙光：第 30 周的时候，她发现有 4 种食物可以接受，牛排、芦笋、鲔鱼和薄荷冰激凌。为什么是这 4 种呢？她也不知道原因。与此同时，她还可以喝下一种富含蛋白质的饮品。虽然还是会有恶心的感受，可是没那么严重了。到了第 33 周，安娜开始阵痛了，这比预产期早了 7 周。她的丈夫从拉瓜迪亚机场赶到了产房。医生告诉他，双胞胎可能发育不良。9 月 12 日晚上 10 点 52 分，琳娜先出来，体重刚过 2 公斤。过了 5 分钟，基恩也出来了，将近 2.5 公斤重。两个宝宝都很健康。

生产后不久，安娜又吐了一次。"但那是最后一次了。"她回忆说。第二天早晨，她喝了一大杯柳橙汁。晚上，她吃了一个大汉堡，还有蓝莓乳酪和薯条。她说："噢，太好吃了！"

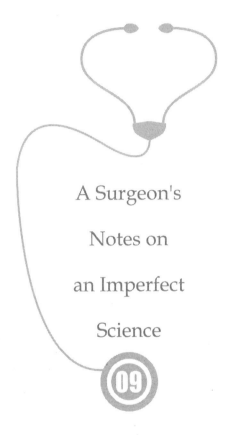

COMPLICATIONS

A Surgeon's

Notes on

an Imperfect

Science

09

一说话就脸红的女主播

　　登上主播台后，她发现自己总会忍不住脸红，连鸡毛蒜皮的小事都能让她双颊绯红，比如播报时突然忘了词，或是发觉自己讲话速度太快，在那一刹那，她已满面通红。

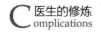
病态性脸红

1997 年 1 月，艾莉莎在印第安纳波利斯第 13 频道播报午夜新闻，她的工作时间是从晚上 9 点到凌晨 5 点，大部分时间都在整理新闻稿。到凌晨 12 点时，她先播报了一段 30 秒的新闻提要，然后是一段 2 分 30 秒的简讯。如果运气好，在午夜出现爆炸性大新闻，那么她上镜头的时间就可以长一点，也许会继续留在主播间直播新闻，或是跑到现场做现场报道。如果她特别幸运，出了像飞机失事或火车脱轨这种超大新闻，她就可以一直待到晨间新闻节目。

成为主播的那年，艾莉莎 26 岁。她从小就梦想自己有一天可以上电视，成为新闻主播。每次看电视新闻时，主播的风采与自信总是让她羡慕不已。在大学时期，她进了普渡大学主修电视媒体，她曾经还趁着暑假在 13 频道实习。毕业后，她进了这家电视台。刚开始时她主要做一些杂活，像是帮忙放读稿机、调整摄影机的角度等。两年之后，她已经可以独立撰写新闻稿了，再过没多久，她成了午夜新闻的主播。电视台的领导觉得她很有潜力，打算好好栽培她。她写的新闻稿非常好，面对镜头时表现得游刃有余。除此之外，她长得很漂亮，金发碧眼，艳而不俗，很有亲和力。

然而，自从担任主播后，她发现自己总是情不自禁地脸红，一点小事就能让她满脸通红。比如坐在镜头前播报新闻的时候口误了，或是发觉自己语速太快了，她就会突然脸红。通常，她觉得像是有一股电流从胸口往上冒，蹿升到她的脖子、耳朵和头皮上。从生物学上来说，这是血流的转向。我们的脸和脖子上分布着无数血管，因此流经此处的血液也较多。有时在一些神经信号的刺激下，周边其他血管不断收缩，脸部和脖子的血管同时不断扩张。因此，脸部通红的同时，双手可能会变得苍白、冰冷。对艾莉莎来说，脸红让她分心，这点比生理反应更让她困扰。她的脸颊一红，脑袋就一片空白，念起稿来也会磕磕巴巴。每当这时，她就想用双手捂住自己的脸，从摄影机前逃走，找个地方躲起来。

艾莉莎说，她从小就很容易脸红，因为皮肤白，所以看起来特别明显。上课的时候，只要老师一叫到她的名字，她立刻就会羞红脸；长大成人后，有时她去超市购物，收银员去货架上查看她买的玉米片标价多少，但是在她后面还有一大堆人等着结账，她会顿时面红耳赤；开车的时候，有人对她按喇叭，她也会满脸通红。这么容易脸红的人居然会选择在镜头前工作，真叫人感到很吃惊。

但艾莉莎一直在努力克服自己的害羞和脸红。高中时，她是足球队的啦啦队长，也曾加入网球校队，还当选过校花。上了普渡大学后，她参加过校际网球赛，还和朋友一起参加了划船比赛，毕业时更被评为"优秀大学生"。在大学兼职时，她做过餐厅服务生，也曾在百货公司担任经理助理，每天早晨带着所有的员工呼喊口号。她为人亲切、热情，因此身边总是有不少朋友。

然而，当她坐在摄影机前时，还是很难克服脸红的问题。她播报午夜新闻诸如超速罚款，饭店食物中毒事件和智商高达 325、12 岁就拿到大学文凭的天才儿童等内容时，两颊总是很红。后来，她就开始穿高领的衣服遮住脖子，脸上涂一层厚厚的粉底液。这样做之后，虽然她脸上的红晕看不出来了，但浓妆让她的脸看起来格外死板。

即使这样，旁人还是能看出有些地方不对劲。如今她一脸红，立刻会变得表情僵硬，说话语气不自然，眼神呆滞，动作机械，语速加快，音调也升高了。电视台的一名节目制作人说："摄影机下的她像一只被猎人撞见的小鹿。"

艾莉莎从不喝含有咖啡因的饮料，也尝试过一些控制呼吸的小技巧，她自己买了一些关于电视工作者克服紧张怯场的书籍并认真阅读。曾经有一段时间，她还尝试过在播报新闻时头部固定在某个角度不动。然而，都没有什么效果。

午夜新闻的观众很少，收视率很低，所以很多希望成名的主播只是把这个工作当作一个跳板，熬上一两年，待播报技巧提高后，就寻觅机会更上一层楼。可是艾莉莎一直看不到希望。制作人说："她还没有准备好，还不够资格做白天时段的主播。"1998 年 10 月，在午夜新闻待了两年后，她在日记里这样写道："我看不到未来，整天以泪洗面，纸巾总是不够用。我用自己的方式努力工作着，但总是事与愿违。我必须想个办法。在放弃之前，我会尝试每一个可行的方法。"

∞   ∞   ∞   ∞

人究竟为什么会脸红？是皮肤反应还是一种特殊情感？或是一种血管表现？科学家还不确定如何来形容这个现象。脸红现象是生理和心理问题的结合体。一方面，脸红是非自愿的、无法控制的外在表现，就像长青春痘一样。另一方面，脸红也关系着思考与情感等心理因素。马克·吐温曾写过这样的话："人类是唯一会脸红的动物，或者说，只有人类需要脸红。"

人们往往认为脸红仅仅是内心羞愧的外在表现。例如，弗洛伊德学派的学者就认为脸红是由于性欲受到压抑。然而，达尔文在1872年的一篇文章中对此进行了反驳，他认为不是羞耻本身引起了脸红，脸红是裸露身体或受到羞辱时的本能反应。他写道："当一个人感觉自己犯了错误时，即使不是什么要紧的错误，也会感到羞愧难堪，但可能不会脸红。然而，如果他发现有人知道他犯的错时，就会立刻脸红，尤其在发现他错误的是他讨厌的人时。"

然而，如果我们在意的只是羞辱的感觉，为什么当我们听到别人赞美的时候也会脸红？为什么当别人为我们唱生日歌的时候我们也会脸红？为什么当我们注意到有人盯着我们看时也会脸红？几年前，两位社会心理学家珍妮丝·坦普尔顿（Janice Templeton）和马克·利里（Mark Leary）做过一个有趣的实验。他们把脸部温度感应器放在被试的脸上，然后在他们面前放一面单面透视镜。随后，把镜子慢慢移开，原来镜子的另一边坐满了观众，一直在看着他们。实验进行时，有一半时间观众是戴着墨镜的，另一半时间没戴。奇怪的是，只有当观众取下墨镜，被试在看得见观众们的眼睛时才会脸红。

更令人不解的是，为什么脸红会产生一些连锁反应？脸红本身是羞愧引起的，但却可能引发难为情、困惑和精神不集中。达尔文曾努力解释为什么会这样，他猜想可能是由于大脑中的血液流过面部的关系。

为什么人类会有这种生理反射？有一个理论说，脸红是害羞的外在表现，就好像笑是快乐的表现。这就可以解释为什么这种反应只会出现在身体可见的地方（如脸部、脖子、胸部上半）。事实上，不一定要通过脸红才看得出一个人难为情。研究结果显示，在你面红耳赤之前，旁人可能就已经看出你不好意思了。脸红需要15~20秒的时间才会到达顶点，而大多数人在不到5秒的时间内就能察觉到一个人是否感到不好意思。他们在一个人眼神转移的

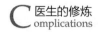
刹那便会看出端倪：通常那人先是往下看，然后再往左看，或是在半秒到一秒钟之内露出羞怯、不安的表情。由此可见，脸红的目的不完全是为了表现害羞。

然而，越来越多的科学家认同另一个说法：极度害羞可能不仅仅是伴随脸红产生的反应，而就是引起脸红的原因。这个概念听起来还算能够接受。人们讨厌难为情的感觉，所以当我们难为情的时候，我们会尽可能把它隐藏起来。然而，难为情还是有其存在的重要性。我们对别人的看法很敏感。难为情表明一个人知道自己做得不对，与此同时，这在其他人看来是一种请求原谅的表现。难为情让我们更好地在这个世界上生活。如果脸红会使这种敏感度提高的话，那脸红对人类来说还是有好处的。

∽ ∽ ∽ ∽

虽然这么说，但问题是，脸红要如何控制？难为情引起脸红，而脸红又会让人觉得难为情——要如何让这样的循环停下来？没有人知道。但是，对一些人来说，他们是身体机制出了问题才会脸红的。他们这样形容脸红：夸张、突如其来，而且令人羞愧万分。曾经有人告诉我，甚至自己在家看电视时，看到电视里的人脸红，他也会不自觉地脸红。

另一个人也有同样的困扰，他是位神经科专家，就是因为容易脸红，才不得不离开临床医学，转而从事研究工作。即使这样，他仍然没有摆脱脸红的困扰。他从事大脑遗传疾病的研究，由于研究成果显著，邀请他演讲的人不断，请他上电视做节目的人也络绎不绝，而脸红成了一个很大的问题。有一次，他不得不躲在办公室厕所里，以逃避 CNN 记者的采访。还有一次，他被邀请做研究报告，面对的是世界前 50 的顶尖科学家，其中包括 5 位诺贝尔奖得主。通常遇到这种状况，只要把灯一关，放幻灯片就可以了，但这次的情况不同。一开始就有人不断向他抛出问题，这位脑神经学家立刻变得满脸通红。他支支吾吾了好一段时间，然后慢慢退到讲台后面，偷偷按了呼叫器的开关。他低头看了一下呼叫器，并对众人说他临时有急事，不得不先走，对此他很抱歉。之后，他一整天都躲在家里。这个人是研究大脑和神经系统的专家，他却解释不清自己为什么会出现这种状况。

这种综合征并没有正式的官方名称，有人称之为"严重脸红"，也有人叫它"病理性脸红"。粗略估计一下，大约有 1%~7% 的人存在这种脸红的问题。他们和大多数人不同。一般人过了青春期之后就可以慢慢地摆脱脸红的困扰，但是病理性脸红的患者年纪越大脸红反而越严重。艾莉莎这样形容脸红的恶性循环：一个人因为担心自己会脸红而脸红，脸红产生的难为情让人脸更红了。脸红和难为情到底哪一个先发生？她并不知道。她只希望她的脸不要再红了。

脸红治疗法

1998 年秋天，艾莉莎去看一位内科医生。医生告诉她："总有一天，你可以摆脱这个困扰。"艾莉莎追问这是什么意思，她的脸红真的有方法根治吗？医生让她先试试药物治疗。针对脸红有什么万灵丹吗？关于病理性脸红，医学教科书并没有做出确切解释。有些医生认为脸红是由于过度焦虑引起的，于是会开一些抗焦虑剂给病人；还有医生会开交感神经抑制剂，可以抑制身体的压力反应；也有医生开抗忧郁剂。然而，比起药物治疗，一些行为疗法的效果反而更好。比如一种叫作"欲擒故纵"的行为疗法，也就是鼓励病人尽量不要控制脸红。等对脸红处之泰然之后，脸红的症状就会有所缓解。艾莉莎一开始试了交感神经抑制剂，后来又吃了抗忧郁剂，最后也接受了心理治疗，但情况却一直没有丝毫好转。

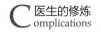
1998 年 12 月，她终于对自己的脸红问题忍无可忍，只要一站在镜头前，她就会满脸通红，想找个洞钻进去。她的主播梦眼看着就要破灭了。她在日记上写道，她已准备好辞职了。有一天，她在网络上搜寻有关脸红的信息时看到这样一篇文章，文章中提到瑞典有一家医院可以利用外科手术帮助患者解决脸红的问题。这种手术是将胸腔内的某些神经切断，这样一来脸红的神经信号就不会从脊髓传到脑部。艾莉莎对我说："我从这篇文章中得知世界上有些人和我同病相怜。我们有着一样的问题，但他们已经找到了解决方法。那一刻我觉得我的心跳都要停止了。我读着，读着，眼泪不自觉地就流了出来。"第二天，她告诉父亲，她决定接受这种手术。她父亲很少对女儿的决定提出质疑，而这次他实在觉得这么做有欠考虑。她父亲回想那时的事情时说："我真的很震惊。她妈妈得知这事之后比我更震惊。她妈妈坚决不同意女儿去瑞典做这样的手术。"

艾莉莎同意再考虑看看，在进一步了解这项手术之后再做最后决定。有关这项手术的信息资讯，医学期刊上报道得很少。她跟医生讨论过，也向接受过这项手术的病人咨询过。几周后，她更坚定了要做这个手术的决心。她告诉父母，她要去瑞典做手术。眼看着女儿最终还是做了这个决定，父亲决定陪她去。

∞   ∞   ∞   ∞

这个手术叫作经胸腔内窥镜交感神经切断手术（简称 ETS），目的是切断交感神经系统中的一些神经纤维。这些神经纤维能调节一些我们无法用意识去控制的生理现象，像呼吸、心跳、消化、出汗之类，当然也包含脸红。20 世纪初，医生开始尝试用交感神经切断术来治疗一些疾病，比如癫痫和一些眼疾。那个时候，实验性质占大多数，对病人可说弊大于利。但医生发现交感神经切断术对两种病症有明显效果：对患有严重的心脏病但无法接受手术的病人，这种手术可以帮他们解除心脏绞痛的症状；另外，患有多汗症的患者，如手掌多汗或头脸容易大量出汗的病人也可以用这个方法进行治疗。

以前，要做交感神经切断术必须打开胸腔，因此很少有人选择这种治疗方法。近几年来，可以通过内窥镜来做这种手术，不必打开胸腔，因此手术切口也很小。瑞典哥德堡的医生注意到，不少多汗症的病人进行手术后，不但解决了出汗的问题，也不会再脸红了。1992 年，他们为少数几个长期生活在脸红阴影下的病人进行了手术，效果出奇好。他们向媒体报告了这一研究成果，之后因脸红问题而上门求诊的病人络绎不绝。1998 年以来，已有3 000 多个病人在瑞典接受了这种手术来解决病理性脸红问题。

如今，世界各地都有医生可以为病人做这样的手术，但很少有人会像哥德堡的医生这样公开成果：在他们治疗的病人中，94% 的脸红症状得到明显改善，相当一部分病人完全摆脱了脸红的困扰；手术后 8 个月再调查，有 2% 的病人因为手术的并发症而后悔接受这项手术，不满意手术结果的病人占 15%。那些并发症虽然不会导致生命危险，但也不能说完全没有影响。比如说其中最严重的霍纳氏综合征，大概有 1% 的病人术后会患上这种颈部交感神经麻痹的后遗症，出现瞳孔缩小、眼睑下垂、眼球凹陷等症状。还有些病人手术后发现自己胸部以上的部位完全不会出汗，而下半身却容易出汗，这算是比较轻微的并发症。约有 1/3 的病人会出现味觉出汗的反应，也就是某些东西的味道会导致出汗异常。另外，由于心脏的交感神经束被切断了，因此病人的心率也会降低 10% 左右。还有一些病人抱怨术后身体机能没有以前好了。医生表示，这项手术是进行治疗的最后手段，在其他疗法都失败后才能考虑这个手术。然而病人打电话到哥德堡求助的时候，通常都表现得迫不及待。曾经做过这项手术的一个病人告诉我："即使医生告诉我，这项手术的死亡率是 50%，我也会选择接受它。"

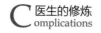
∞   ∞   ∞   ∞

1999 年 1 月 14 日，艾莉莎和她的父亲抵达了哥德堡。这个城市位于瑞典西南的海岸线上，是一个拥有 400 年历史的海港城市。艾莉莎记得那天白雪纷飞，整个城市看上去美极了。卡兰德斯卡医学中心从外面看起来有些老旧，外墙上爬满了常春藤，大门是双层的拱形木门。医院里面却显得十分幽暗、寂静，让艾莉莎想到了地牢。此时此刻，她对自己的决定产生了质疑，问自己为什么要飞 14 000 多公里来到这个陌生的地方？到这里到底要做什么？然而，她还是很快地办理了住院手续。护士帮她抽血做常规检查，确定她的病历资料没有问题，然后通知她去交 6 000 美元的手术费。

病房里铺着蓝色的毛毯，看起来干净、现代，这使她安下心来。第二天一大早，手术医生杰姆来看望她。他说着一口字正腔圆的英式英语。听了他的一番解说后，艾莉莎的疑虑烟消云散。她说："当他握着你的手时，你会感觉他能理解你的感受。他们已经帮助 3 000 个像我这样的病人解决了问题。这些医生真是太完美了。"

那天早上 9 点 13 分，护士送她进了手术室。艾莉莎在麻醉剂的作用下沉沉睡去，穿着手术服的杰姆医生用消毒药水在她的胸部和腋下均匀涂抹，然后在她的左侧腋下、肋骨之间找到一个切入点，用手术刀开了一个大小约 0.7 厘米的小切口。然后他把一根粗针从这里插进去，直入她的胸腔。他通过粗针把两公升的二氧化碳充了进去，把左肺挤到下方，以免造成不便。接下来，他把内窥镜插入切口。杰姆医生透过目镜寻找艾莉莎的左交感神经。他的动作十分小心谨慎，生怕损伤到与心脏相连的大血管。找到光滑的交感神经干后，他切断通往脸部的神经纤维的通道，只留下通往眼睛的。确定没有出血，医生把器械取出，排出二氧化碳，让艾莉莎的肺部回归原位，最后再将 0.7 厘米的伤口缝起来。接着，右侧也同样操作。手术进行得十分顺利，只花了 20 分钟。

脸红治疗后遗症

一个人通过手术解决了脸红问题，之后会发生什么呢？是否可以永久保持这样的手术效果？你不再脸红，那么还会不会感觉到害羞？破坏几条神经纤维真的能使一个人脱胎换骨吗？我记得自己在少年时期曾经买了一副反光太阳眼镜。我发现自己戴上那副眼镜的时候会肆无忌惮地盯着别人看，脸皮也厚了起来。我觉得戴上眼镜之后，别人就不会发觉那是我，因而也就感觉比较自在。手术也有同样的效果吗？

艾莉莎的手术做完快两年了，我和她约在印第安纳波利斯的一家餐馆吃午饭。我很好奇，切断了那根神经之后，她的脸色会不会变得苍白不自然，或者有没有色素沉淀？她说，手术后她的肤色跟以前比没有太大变化，只是两颊不会再冒出烦人的红晕了。有时，她会产生一种错觉，突然感觉自己双颊滚烫，面红耳赤，其实根本没有这回事。我问她，那么她长时间跑步时会不会脸红？她说不会，但是倒立的时候就会。除了不会脸红之外，她的身体还有一些改变：她的脸和手臂都不会出汗了，但腹部、背部和双腿比起以前更容易出汗。不过这些并没有对她造成太大困扰。

她说，手术后的第二天清晨，她一醒来，便觉得自己仿佛脱胎换骨了。一个俊秀的男护士为她测量了血压。往常，这样的帅哥只要一靠近她，她就会满脸通红，然而那天她却表现得神情自若。她说，她觉得很舒服、很坦然，就像是摘下了满脸通红的面具。

出院那天，为了测试手术的结果如何，她跑到街上找陌生人问路。以前的她如果这么做的话，一定会满脸通红。而那天，身边的父亲告诉她，她没

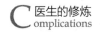
有脸红。另外，她向陌生人开口问路的时候表现得更大方了，丝毫没有过去的忸怩不安。在机场准备乘飞机回家的时候，准备登机的人很多，办理登机的柜台前排起了一条长龙，她却突然找不到护照了。她说："我当时把皮包里的所有东西都倒在了地上。然后，我突然意识到自己在干什么，可是我一点也没有觉得丢脸。想到这点，我抬起头来看向我爸爸，不禁喜极而泣。"

回到家里，她觉得自己像是来到了一个全新的世界，对别人的注目不再感到不安、困窘。以前跟别人说话的时候，她的内心总会出现这样的声音："不要脸红，千万不要脸红。天啊，我的脸又红了。"如今，这个声音已经消失不见了。她发觉自己能更专心地听别人讲话了。另外，当与人四目相接的时候，她也不再有一种躲避的冲动，她甚至必须提醒新的自己，不要一直盯着别人看。

手术后的第五天，她就回到了主播台前。那天晚上，她化了很淡的妆，穿了件深蓝色的紧身毛衣。她告诉我说："那天，我心里一直想着，今天是崭新的我首次坐在主播台前。结果，那天一切都很顺利。"

我看了她术后播报新闻的录像带，当时她播报的是牧师不幸被醉汉开车撞死的地方新闻，以及16岁少年持枪射杀19岁少年的新闻。她表现得比以前自然很多。还有一期节目引起了我的特别注意。不是她通常在午夜时分播报的简短新闻，而是一个叫作"印第安纳阅读"的读书节目，是周二的晨间现场节目。在这短短6分钟的节目里，她要朗读故事给一群吵吵闹闹的8岁儿童听。尽管孩子们不守秩序，跑来跑去，乱扔东西，有的还在摄影机前捣乱，但艾莉莎还是从容、镇定地讲完了故事。

除了家人，艾莉莎没有和任何人说过手术的事，可是她的同事很快就注意到了她的变化。电视台制作人告诉我："她说和她爸爸去度假了，回来后却像变了一个人，真是太神奇了！看到镜头前的她是如此的落落大方，我都不敢相信自己的眼睛了。"不久之后，艾莉莎就跳槽到了另一家电视台，在黄金时段播报新闻，成为当家女主播。

只要剪断几条神经，就能让她改头换面。身体上的一个微小变化居然能使人脱胎换骨、宛如新生，真是让人难以置信。艾莉莎笑称她的脸红为"红色面具"，但这个面具严重影响到了她的内在情感，阻挠她实现梦想。揭掉面具，她觉得自己获得了新生。但以前爱脸红的那个自己到哪里去了？那个受到一点点指责就觉得羞愧万分的自己呢？艾莉莎慢慢发觉，原来的自己仍然存在——即使脱胎换骨之后，她仍然十分在意别人的眼光。

一天晚上，她和一个朋友一起吃饭。她向这个朋友坦白了手术的事。除了她的家人之外，这个朋友是第一个知道这件事的。然而，他听完后却感觉十分震惊：她居然为了消除脸红而做手术?！他说，这么做简直就是虚荣的表现。艾莉莎回忆着他说的话："做你们这一行的人为了往上爬，真是不择手段。"

那晚，她一路哭着回到家，既感到愤怒，又觉得羞愧。她怀疑自己这么做是不是错了。在接下来的几周、几个月里，她越来越相信自己是个骗子。她说："手术的确扫除了我在职业生涯上的障碍，但是利用这种非自然的手段达到目的，我惭愧万分。"

她越来越担心会有人发现她做过手术。有一次，有一位同事好奇地问她是不是减肥了，才会变成这样。她无奈地笑了一下说没有，然后就不再说什么了。"记得有一个周末，电视台为员工举办了郊游野餐。我心里一直担心，拜托，今天千万不要有人问我为什么不脸红了。"她发现自己像过去一样感到难为情，只是现在不是为了脸红而难为情，而是为了不再脸红而难为情了。

在摄影机前，她也因为这件事而不能专心工作。1999 年 6 月，她接手了新工作，但她有两个月的时间去调整。在这两个月中，她越来越感到困惑，不知道自己该不该重新回到荧幕上。那年夏天，她和其他工作人员去邻镇，报道当地因强风暴雨而造成重大损失的情况。工作人员让她站在摄影机前练习。她确定自己看起来不错，但就是觉得不对劲。她说："我觉得自己不属于那里，不应该站在那个地方。"几天后，她辞职了。

辞职后的一年里，她都在自我挣扎，不知道要怎么正常生活。她不愿与任何人来往，整天坐在沙发上看电视，她快被沮丧淹没了。然而，慢慢地，事情还是出现了转机。尽管心里有一万个不情愿，她还是向朋友和以前的同事坦白了手术的事。令她感到惊讶的是，几乎每一个人都支持她的决定。2000 年 9 月，她甚至创立了一个非营利的社团组织——"红色面具社团"——宣传有关脸红的信息资讯，并为脸红患者提供一个交流平台。说出了心中的秘密后，她终于摆脱了困境，继续前行。

那年冬天，她找到了新的工作，这次是在广播电台。她在印第安纳波利斯的大都会广播网担任副台长，每周一到周五早上播报新闻，下午则做交通实况报道。2004 年的春天，她开始联系电视台，打算从头再来。福克斯地方电视台同意让她做替补主播。到 7 月初，电视台突然通知她，让她在 3 个小时的晨间新闻节目中插播交通实况。

我看了这个节目的录像带。一男一女两个主播端着咖啡杯，坐在柔软的沙发椅上讨论晨间新闻。每隔 30 分钟左右就会插播两分钟的交通情况报导。艾莉莎站在城市地图的投影片前，描述哪些地方由于车祸事故或是施工而导致车多拥挤，提示观众避开这些路段。时不时地，主播会调侃她，比如说她似乎是个生面孔，不是平常报道交通情况的那个人。面对这种情况，她一般会哈哈一笑，非常自然地跟他们开着玩笑。她说，这么做看起来很有意思，但对她来说并不是那么容易。她还是会感到有一点不安，在意别人怎么看待她的复出。但这种感觉并没有打败她。她说，现在她已经觉得自在多了。

或许有人想知道，她的困扰到底是生理还是心理因素引起的。这个问题就像"脸红是生理反应还是心理反应"一样，我们无法给出确切答案。我问过艾莉莎，她是否后悔做过这样的手术。她说："一点也不。"她甚至说手术是"她的救星"，不过，她也补充道："但是大家应该知道，手术并不能解决所有问题，手术结束后还有一堆问题需要面对。"她已经不再为脸红而感到不安，而且也接受了这个事实：她无法完全摆脱脸红问题。10月，她开始在 ABC 电视台下属的印第安纳波利斯的地方台（即第6频道）做兼职播报员。她希望将来能做全职的播报员。

COMPLICATIONS

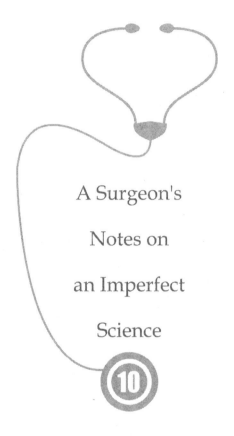

A Surgeon's

Notes on

an Imperfect

Science

⑩

吃个不停的人

　　医生详细地向威廉解说了胃绕道手术的原理，也坦白地告诉他，这种手术的死亡率约为千分之五。因为肥胖，威廉已经失去了工作、尊严和健康，他决定放手一搏，手术是他唯一的希望。

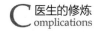
减肥捷径

胃绕道手术是减肥的特殊疗法和终极手段，在我参与过的手术中算是最神奇的一种。

这种手术就是把胃囊人为缩小，然后再将胃和空肠连接在一起，绕过部分小肠，所以叫胃绕道手术。这个手术并不是为了治疗任何疾病，也不是为了修补任何身体缺陷或部位损伤，只是为了控制一个人的食量。近年来，这种手术越来越受欢迎，单是 1999 年这一年，在美国就有 45 000 个肥胖病人做了这种胃绕道手术。到了 2003 年，接受这种手术的病人多达 90 000 人。

∽   ∽   ∽   ∽

1999 年 9 月 13 日早上 7 点半，一个麻醉科医生和两个助手把威廉推进了手术室。威廉今年 54 岁，是一名重机械操作员，他的父母是从意大利移民到美国的。威廉虽然身高只有 1.7 米，但足足有 194 公斤重。他的情况真的很糟糕，胖得都无法走出家门，健康状况也越来越差，已经不能正常生活了。

要给这么肥胖的病人进行麻醉和手术，危险系数很高。肥胖会提高手术的风险性，容易引发呼吸衰竭、心脏病发、伤口感染和疝气等并发症，甚至还可能猝死。对此我十分紧张，但主治医生兰斯看起来却很轻松，边跟护士小姐打趣边跟威廉说，放心，这种手术他已经做过 1 000 例以上，没有问题的。威廉费尽力气爬上手术台，爬到一半的时候还得停下来喘口气。担任手术助手的我在一旁看得胆战心惊，怕他会一不小心掉下来。他终于爬上了手术台，硕大的屁股在床边悬空。由于我们的病号服是均码的，因此穿在他那庞大的身躯上，小得就像是一块餐布，只能遮住他的上半身。因为怕他不好意思，护士拿了条毛毯帮他盖住下半身。我们请他躺下，但他一躺下就呼吸困难，脸色发紫。我们不得不让他坐着接受麻醉。插好呼吸管，装好人工呼吸机，等他呼吸规律之后，我们才让他平躺。

躺在手术台上的他就像一座大山。我身高 1.87 米，已经算是高个子了，手术台也被降到最低点，但我还是不得不站在凳子上进行手术。兰斯医生甚至要站在两张叠起来的凳子上才能为他动手术。他向我点头，示意可以开始了。于是我从病人腹部中央开始下刀。刀子划破表层皮肤，深入到油亮、滑腻的黄色脂肪层。他的脂肪层恐怕得有十几厘米厚。他的肝脏被一条条脂肪组织包裹着，肠子周围同样包裹着厚厚的脂肪，胃看起来倒和正常人没什么区别——表面平滑、大概有两个拳头大，呈现出黯淡的粉红色。我们用金属拉钩撑开伤口，推开肝脏和一圈圈滑来滑去的肠子，用夹钉把他的胃缩小成约 28 立方厘米大小。手术前，他的胃可以容纳将近一升的食物和饮料，手术后将只能存放一个小酒杯大的东西。我们把这个缩小后的胃直接与小肠的后段连接好，绕过十二指肠。这就是手术中绕道的部分。这样一来，胃里面的东西就不容易被吸收了。

手术总共花了两个多小时。手术中，威廉的状况一直很稳定，但术后的恢复过程遇到了很多困难。一般来说，病人术后只要再住院 3 天左右就可以

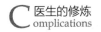
回家了，但是威廉在手术后两天才清醒过来。他的肾脏在术后 24 小时内停止工作，肺部也有积水现象。接着，他还出现了幻觉，他扯掉氧气面罩以及和心电图机相连的线路，甚至还拔掉了手臂上的点滴。我们医护人员都很担心他，他的妻子和女儿更是吓坏了。幸运的是，这样的状况并没有持续太久。

术后第三天，他已经可以喝少量的水，以及榨苹果汁和果味汽水等饮料。于是我们开始给他喝约 100 毫升的高热量饮料，为他补充人体所需的蛋白质和热量，但是他只能喝下一半，而且要花一个小时的时间。他说，他觉得胃很胀，吃不下东西，而且肚子剧痛。兰斯医生之前已经跟他解释过了，要等过几天才能吃固体食物。不过，威廉的情况已经大有好转，不需要再打点滴，伤口也愈合得不错。我们让他在医院的康复中心又待了几天，就让他回家了。

∞　　　　　∞　　　　　∞　　　　　∞

几周后，我向兰斯医生问起威廉的情况时，他答道，恢复得很好。我又问道，那么威廉完全瘦下来了吗？现在的食量怎么样？兰斯医生说，你自己去看看不就知道了。于是，10 月的一天，我给威廉打了个电话。接到电话后，一听是我的声音，他似乎很高兴。他说："来我家坐坐吧！"那天下班后，我就去了他家，来解开我心中的疑惑。

他家住在波士顿郊外。我顺着 1 号公路来到他家，沿途共经过了 4 家面包房、4 家比萨店、3 家牛排馆、2 家麦当劳、2 家啤酒屋、1 家墨西哥快餐连锁店、1 家冰淇淋店，还有 1 家松饼店。我按了门铃，等了大约 1 分钟，才听到缓慢的脚步声渐渐走近。威廉气喘吁吁地为我开了门。他一看到我，便露出灿烂的微笑，用力握着我的手。他用手扶着桌子、墙和门框以支撑身体，带着我慢慢走进贴着碎花壁纸的客厅，请我在沙发上坐了下来。

我问他，最近身体怎么样？他说："还不错。"他的手术伤口已经完全愈合，不会再感到疼痛了。术后 3 周，他已经瘦了 18 公斤。但他仍然有 177 公斤重，得穿 64 号腰的裤子、XXXXXXL 的运动衫。他坐在木沙发上，两腿分开，好让下垂的肚子有地方放，而且每隔一两分钟就得调整姿势，要不屁股就麻了。汗水不断从他额头的皱褶中流下，稀薄、凌乱的发丝粘在头皮上。他棕色的眼睛湿湿红红的，像得了感冒似的，下面挂着黑黑的眼袋，呼吸声很沉重，让人听了感觉很不舒服。

我们聊起他出院回家后的情况。他最先尝试的固体食物是一匙炒鸡蛋。只是小小的一匙，就让他胃胀得难受。他说："真的很痛。胃像是要裂开似的。"他只好又吐了出来。他担心以后再也不能吃固体食物了。然而渐渐地，他发现自己可以吃上一两口松软的食物，如土豆泥、通心粉还有切碎的嫩鸡肉等。如果吃的是面包和肉干，就会卡在喉咙里咽不下去，然后他就不得不用手指挖喉咙把它吐出来。

这种日子实在是一种煎熬，但他还是不后悔接受这个手术。他说："在过去的几年里，我好像活在地狱里。"他还不到 30 岁的时候就开始和肥胖做斗争了。他说："我的体重直线上升。"他结婚那年只有 90 公斤，10 年后，他的体重已经高达 136 公斤。这时，他才意识到要减肥了。他曾经减掉 35 公斤，但是不久后就反弹了，反而比原先又重了 10 公斤。到了 1985 年，他甚至胖到了 181 公斤。他曾经尝试过一种减肥法，减掉了将近 100 公斤，但是后来这 100 公斤又回到了身上。

因为肥胖，他患上了高血压、高胆固醇和糖尿病。他的膝盖和后背总是隐隐作痛，活动力也大不如前。以前，每逢冰上曲棍球赛，他总是会买季票，为波士顿棕熊队加油。到了夏天，他就会去锡康克看赛车。更久以前，他还可以自己开车去。如今，他连走到车库都很困难。从 1983 年起，他就再没有坐过飞机，也再没有上过自己家的二楼。他说："去年，我太太买了台电

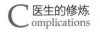
脑放在楼上的书房，到现在我还没见过呢。"由于无法爬楼梯，他不能在楼上的主卧室睡觉，不得不搬到楼下厨房旁边的小房间睡。因为无法平躺，只得坐在躺椅上睡，而且只能睡一小会儿，否则就有窒息的危险。很多过度肥胖的人都很容易出现睡眠呼吸暂停症。有人认为，这可能与呼吸道软组织中脂肪过多有关。每次睡 30 分钟，他就会因为呼吸困难而突然惊醒。这样的日子让他过得很辛苦，总是没精打采。

还有一些令人难以启齿的生活问题。他说，胖成他这样的人几乎无法保持良好的卫生习惯。他没法站着小便。大便之后就要洗澡，冲干净排泄的地方。他身上的肥肉一圈一圈的，皱褶的缝隙中有时会长痱子或感染。我问："这样会影响婚姻生活吗？"他回答说："当然，像我这样的人哪可能有什么性生活，希望瘦了之后能有所改善吧。"然而，对他来说最痛苦的是失去养家糊口的能力。

∞   ∞   ∞   ∞

威廉的父亲在 1914 年从意大利来到了波士顿，一开始在建筑工地干活，没过多久就买了 5 台蒸汽推土机，开了自己的公司。20 世纪 60 年代，威廉和他的哥哥接管了父亲的公司。威廉对重机械的操作很拿手，是开重机械的行家，特别喜欢格瑞道挖掘机——这东西重达 30 吨，一台要 30 万美元。他雇了几个长期工人和他一起修筑公路和人行道。到后来，他终于攒够了买得起一台格瑞道、一台十轮沙石车、一台反铲装载机还有一长排小货车的钱。可是在过去的 3 年里，他很少去操作格瑞道，因为他太胖了。机械每天都需要保养，但他做不了这项工作，只能坐在家里，指挥手下的人去做这些活儿。他找来侄子帮他管理工人，处理合约问题。因为自己无法亲自去市政府处理相关事务，工程又不容易招揽到，公司的营业额越来越低。要不是妻子也在工作——她在波士顿一家养护中心做业务主任——他们根本没法生活。

他妻子有着一头红发，脸上有些小黑斑，但风韵犹存，这么些年来，她一直劝说威廉减肥。威廉也发誓说自己真的想要瘦下来，但每次吃饭的时候，让他控制一下自己的食欲简直是不可能的。他说，每次吃东西的时候他总是盛很多，而且不会在盘子中剩下食物。如果锅里还有，他也会吃得一干二净。这是什么原因造成的呢？我很好奇。是不是仅限于爱吃的食物呢？他细细地回想了一下，认为自己并不是对某种食物情有独钟。他说："吃东西的感觉太棒了，但只是感觉很棒而已。"难道是因为他特别饿？他说："我从来不会有饿的感觉。"

在我看来，威廉吃东西的理由跟每一个人一样："食物很好吃啊"，或者"晚上 7 点了，吃饭的时间到了"，或者"瞧！桌上摆满了可口的食物"。他停止吃东西的理由也跟大家一样："吃饱了，再也吃不下了。"然而威廉跟一般人最大的区别是，他食量超大，要吃很多食物才会觉得饱。

1998 年年初，有一次威廉去医院看病，医生郑重地告诫他："如果你的体重再不减下来的话，就不得不采取特殊手段了。"这位医生所说的特殊手段指的就是手术，她向威廉解释了一下什么是胃绕道手术，并告诉了他兰斯医生的电话号码。当时在威廉看来，他不可能接受这样的手术。他一想到手术就浑身起鸡皮疙瘩，而且如果做手术的话，公司业务又要耽误一段时间了。

一年后，也就是 1999 年春，威廉两条腿出现了严重感染。由于体重有增无减，他的双腿出现了静脉曲张现象，皮肤变得更加脆弱，出现了破皮、化脓、溃烂的情况。尽管发烧又疼痛难忍，但威廉依旧不愿意去看医生，经过妻子一番劝说后，他才勉强答应去医院。医生告诉他，这种病是严重的蜂窝组织炎。威廉不得不住院一周进行治疗，接受抗生素静脉注射。

住院期间，他做了超声波扫描，检查腿部是否有血栓。然后，放射科医

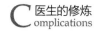
生告诉了他检查结果。威廉很清楚地记得当时医生和他之间的对话："医生对我说：'你太幸运了。'我问：'我中彩票了吗？'他说：'你的腿部没有血栓，对于这一点我真的很吃惊。像你这种情况的人几乎不可能没有血栓，但是你没有。'"医生告诉他，如果他能减肥成功的话，健康状况应该不错。

之后，感染科医生为他拆掉绷带、察看伤口，然后又为他重新包扎好。医生说，他的腿恢复得很不错，接着又说："但是我必须告诉你一件事。我看了你的病历资料，如果你把体重减下来，会变得很健康。你的心脏很好，肺功能也正常，可以说很强壮。"

威廉说："我很慎重地考虑了他的话。你知道，这两个不同的医生对我说了相同的话。他们完全是通过病历资料了解我的。然而他们既然都这样说，那必然是因为我的体重已经成为相当严重的问题了。我不禁想着，如果我可以减掉身上的肥肉……"

他出院回家后依然感觉不舒服，只好又在家里躺了十来天。与此同时，他的公司已经濒临绝境，完全接不到新的工程。他心里明白，完成目前手上的工程后，他只能让手下的工人另谋高就了。他妻子帮他打了预约电话，让他去找兰斯医生看看。兰斯医生为他详细解释了一番胃绕道手术是怎么一回事，并坦白告诉他手术的风险性：这种手术的死亡率大概是 5‰，出血、感染、溃疡、血栓或手术接合处出现渗漏现象等并发症的发生概率在 10% 左右。医生还告诉他，手术将永久性地改变他的饮食习惯。威廉因为极度肥胖，已经失去了工作、尊严和健康，剩下的只有羞辱和痛苦。他决定接受手术，毕竟手术是他唯一的希望了。

∽　　　　∽　　　　∽　　　　∽

一想到食欲，我就会怀疑人类对自己的主宰力。我们相信意志力。在一些简单的事情上，我们很容易就能做出选择，比如要坐还是要站、是否开口说话、是否要吃一块饼干等。但是，对于胖瘦问题，没有几个人可以做到想瘦就瘦。看看人类的减肥史，几乎全都以失败告终。无论是什么减肥方法，是流质减肥法、高蛋白质减肥法、葡萄柚减肥法、区域减肥法 [①]、阿特金斯减肥法 [②]，还是前白宫健康医疗顾问欧尼许医生倡导的素食高纤减肥法，虽然都有立竿见影之效，但很难保持长久，很快就会反弹。1993 年，美国国立卫生研究院的专家小组回顾了过去几十年的减肥研究报告，发现90%~95% 的人在减肥后一年内，减下来的体重会反弹 1/3 到 2/3，不到 5 年，就会完全恢复到原体重。

为了帮助病人减肥，医生真是绞尽脑汁，例如：用金属线把病人的颚骨绑起来，使得病人不能张口吃东西，只能进食流食；在病人胃里植入气球；大面积切除身体脂肪；甚至不惜开颅，利用神经外科手术破坏病人位于下视丘的饥饿中枢。即使这样，依然不能保证病人瘦下来。以颚骨捆绑法为例，这的确可以使体重大幅下降，但是有些病人依然可以在牙关紧闭的情况下大量进食流食，还有些人则会在颚骨松绑后反弹。人类经过长期不断进化，可以忍受饥饿，却无法抵抗美食的诱惑。

在悲惨的减肥史中，只有一种人不用费很大力气控制自己的体重，这种人就是儿童。依据 4 项随机研究，一群 6~12 岁、极度肥胖的儿童接受了一项简单的行为训练，先是每周一次的课程，一段时间后每月一次，训练共持续 1 年。10 年后再度对他们进行调查时，研究人员发现他们很少有过度肥胖的问题。显然，儿童食欲的可塑性很大，成人的食欲则比较难控制。

[①] 生化学家巴利·西尔斯（Barry Sears）提出的以高蛋白质、低碳水化合物为基础的减肥法，将食物中碳水化合物的含量控制在 40% 以下，蛋白质与不饱和脂肪则各占 30%，而一般人日常饮食中碳水化合物占将近 55%~60% 的比例。——译者注

[②] 罗伯特·阿特金斯（Robert Atkins）提倡的吃大鱼大肉减肥的方法。——译者注

除此之外，进食的速度也可以决定是否会存在肥胖的问题。通常，我们的过量进食可分为两种情况。第一种是吃得慢，但吃得久。普 - 威综合征的患者就是这种情况。这是一种遗传异常引起的疾病，由于下视丘异常，导致患者不会有饱肚感。虽然这类患者吃东西的速度很慢，通常只有常人的一半速度，但是会一直不停地吃。有的患者在找不到食物的情况下甚至会吃垃圾或宠物饲料。除非他们拿不到食物，否则会不断地吃，直到变得极度肥胖。

另一种情况更常见，就是进食速度太快，即科学家所说的开胃效应。食物能触动我们嘴里的感受器，信号传到下视丘，我们就会加快进食的速度。只要舌头接受到一点点脂肪，嘴里的接收器就会促使我们吃得更快，在肠道的感受器发送叫停的信号之前，食物已经吃进去了。东西越好吃，我们就吃得越快。这时，我们不是咀嚼的频率很快，而是咀嚼的次数比较少。法国研究人员发现，为了吃得多、吃得快，咀嚼时间会随之缩短。在每种食物被吞下之前，咀嚼的次数变少了。换句话说，其实就是狼吞虎咽。

嘴和肠胃传来的信号是相互冲突的，一个人的下视丘和脑干会对此进行判定，这种判定将决定一个人的胖瘦。有些人没吃多少东西就觉得饱了，另外一些人，像威廉这样的，开胃效应持续的时间比较长。关于这种控制机制，这些年有不少相关的研究调查，并且成绩斐然。比如说，我们现在知道，像是来普汀和神经肽 Y 这类荷尔蒙的浓度会随着体内脂肪的多少而有所起伏，从而影响胃口。然而对于这个机制，我们目前还知之甚少。

1998 年，有篇医学报告描述了两个患有严重失忆症的病人白瑞和罗伊。这两个人就像电影《记忆碎片》(*Memento*) 的主人翁莱昂纳多 [①] 一样，可以

---

① 为了保护自己的妻子，莱昂纳多受到歹徒攻击受伤，记忆完全丧失。他只记得自己的妻子死在某个蒙面的强奸犯手上，而且决心复仇。但由于失忆，他只能利用照片、纸条以及将线索纹在身上的几个方式来帮助自己记忆。整个影片就在他找寻犯人的过程中不断地呈现一幕又一幕紧张的剧情。——译者注

很正常地和你进行交流，但是一旦有事让他们分心，他们就会完全忘记刚才你们之间的谈话，甚至不记得跟你说过话。（白瑞得过病毒性脑炎，而罗伊是癫痫患者，已有 20 年的病史。）

宾州大学的心理学教授保罗·罗辛（Paul Rozin）以这两位患者为研究对象，进行记忆与吃东西之间关系的研究。在连续 3 天的研究中，研究人员不断给白瑞和罗伊送来各种食物和饮料。每天，白瑞都会全部吃光，罗伊则会剩下一些。用餐结束后，研究人员会把餐盘拿走，过了 10~30 分钟左右之后又端来同样的食物，并告诉他们：“吃饭了。”这两个人则忘了刚刚已经吃过了，又开始大吃特吃。再过 10~30 分钟第三次送来食物。这两人听到“吃饭了”，就又开始吃了。有时，罗伊甚至可以吃 4 顿。不久以后，罗伊终于表达不想再吃的意愿，说他的胃“有点胀”。可见，罗伊胃部的感受器在发挥作用。这个研究显示，一个人即使刚刚吃饱，但因为失忆，会忘记自己刚刚吃过东西，单凭社会情境（看见有人拿食物来）就可以激发食欲。

你可以想象出大脑中有几种不同的力量在相互竞争，有一种力量会让你觉得饿，另一种力量却让你感觉饱。你的味觉接收器、嗅觉接收器以及视觉刺激都让你对面前的食物垂涎三尺，然而你的胃肠感受器会告诉你：“够了！”你体内的来普汀和神经肽 Y 会向你反映出你储存的脂肪是过多还是不足。你的社会经验和个人经验也会告诉你，到底应不应该再吃一些。这些机制中一旦有一个出了问题，就会给你惹出大麻烦。

神奇的减肥手术

人类对食物的欲望其实很复杂，而我们对它的认识又很浅显，也难怪那些抑制食欲的减肥药效果那么差。研究人员和药厂的技术人员还在积极地研发能有效减肥的新药，但是现在仍没有什么进展。尽管这样，医学界还是证明有一种方法的确有效，就是利用手术进行减肥。

我们医院恢复室有一位护士米莉，她今年48岁，身高只有1.52米，拥有一头浅棕色的短发，看来年轻有活力，体格更是结实得像运动员。在去过威廉家不久后的一天，我和她一起在医院的咖啡厅喝咖啡聊天。米莉告诉了我一个小秘密，她说，她曾经有100多公斤重。米莉进而解释道，她在15年前左右做了胃绕道手术，才减肥成功。

她从5岁起就比一般人要胖些。初中的时候，她尝试了很多减肥法，也吃过一些减肥药，像泻药、利尿剂和安非他明。她说："对我来说，减肥很容易，但关键的问题是反弹。"她记得有一次跟朋友去迪士尼乐园玩，因为太胖，她被卡在了入口处的旋转门处，这件事对她打击很大。33岁那年，她甚至已经胖到了120公斤。有一天，她跟丈夫一起去新奥尔良参加医学会议。漫步在热闹的波本街上，她感觉呼吸很费劲，喘得厉害。她说："我突然很害怕。我担心，现在的自己很可能活不久。"

那是1985年，已经有医生想到用外科手术解决病态肥胖的问题，但这种手术还处于实验阶段，投身其中的医生也很少。不过，有两种方法看来效果不错：一种是空肠回肠绕道术，就是把胃和小肠的末端连接在一起，绕过所有的小肠，因此能够减少食物的吸收量，但是这种手术的死亡率比较高。还有一种就是胃间隔术，将胃缝合成一个小胃囊，以缩小胃的容积，减少食量。然而有些病人即使做了胃间隔手术使胃囊缩小，但由于特别钟爱高热量的食物，并且进食次数更加频繁，这种手术也便失去了效果。

由于米莉就在医院工作，关于胃绕道手术，也听到了不少的消息，她还得知了一个振奋人心的信息：胃缝合术加上小肠绕道，吃进去的食物便可以跳过一段小肠。不过米莉也听说，胃绕道手术成功的案例还是不多，其他方法减肥效果又不太好，因此她花了一年的时间来考虑这个问题。同时，她的体重仍在持续增加。随着体重的增加，她越来越坚信自己应该把握这个机会。1986 年 5 月，她不顾一切地决定接受减肥手术。

手术后她告诉我："我有生以来第一次有吃饱的感觉。"半年之后，她已经瘦到 84 公斤，又过了半年，她就只有 59 公斤了。一下子瘦下去这么多，她的腹部和大腿出现了大量的皱纹，她不得不再进手术室，切除松弛的皮肤组织。如此巨大的变化，使得没人认得现在的米莉，甚至连她自己都吃惊于自己翻天覆地的变化。"我去了酒吧，想看看会不会有人过来跟我搭讪——真有呢。不过我都拒绝了，"她笑着说，"看来，我真的大变样了。"

米莉不仅改变了自己的身材，慢慢地，她发觉，自己有了一种不知从哪儿来的动力，可以抑制自己的食量了。她不再强迫自己把食物吃光。"每次吃东西吃到一半时，我总会问自己：'这样吃没关系吗？吃这么多，会不会发胖？'于是，我就会停止进食。"这种感觉让她心中产生了疑问，现在这种情况究竟是由于做了手术，还是自己的意志力变强了？她知道，手术的确帮助她从生理上不再吃那么多，但她同样认为，自己不再吃那么多也有心理因素的作用。

研究表明，胃绕道手术成功的病人通常都有这种经历。有一个做过胃绕道手术的女病人告诉我："我还是常常感到饿，但不同的是我会顾虑更多。"她说自己的内心也出现过米莉那种自我对话："我问自己：'我真的要吃这么多吗？'我会采取这种方式进行自我监督。"对很多人来说，这种自我控制并不局限于吃东西。他们变得更加自信，敢于说出自己的想法，有的人甚至会因为一点小事与人发生冲突。研究发现，病人在手术后的离婚率比较高。米莉就是，手术后没过多久，她就和丈夫离婚了。

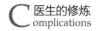
像米莉这种从病态肥胖减到标准体重的病人并非少数。根据陆续发表的研究结果，大多数接受胃绕道手术的病人至少可以在一年内减掉超出标准体重部分的2/3（一般在45公斤以上），而且可以长期保持手术后的成果。一项长达10年的追踪调查可以证明，病人术后平均体重增加的幅度在5~9公斤。另外，病人减肥成功之后，健康问题也少了很多，如心脏衰竭、气喘、关节炎等疾病的罹患率都降低了；更令人惊讶的是，原来有糖尿病的人，80%因为减重成功而痊愈了。

∞　　　　∞　　　　∞　　　　∞

2001年1月的一个上午，我再次拜访了威廉。这已经是他术后4个月的事了。他虽然没有蹦蹦跳跳地来开门，但步履已比过去轻盈了许多。他的眼袋也不见了，五官看起来更立体了。虽然他的肚子仍然很突出，但看来似乎比以前小了一点，至少不再像个袋子般挂在那儿了。

他告诉我，现在他的体重是157公斤，但由于身高只有1.7米，所以这个体重还是比标准体重要重很多，不过已经比手术前轻了40公斤，而且他的生活也开始发生了变化。他说，去年10月，小女儿结婚，由于他9月中才手术，所以还不能起来行走，因此很遗憾没能参加婚礼。但是去年12月，他已经可以走到停放机械的车库看看了。他说："昨天，我自个儿换了3个轮胎。在3个月以前，这样的事可以说是天方夜谭。"

他还可以爬上自家的二楼。从1997年以来，这还是第一次。"去年，圣诞假期里的一天，我告诉自己：'我一定得尝试一下。'我走得十分缓慢，一次只能移动一只脚。"他几乎认不出自家的二楼了。浴室已经重新装修过，主卧室也完全被妻子霸占了，包括所有的衣柜。他说，尽管还得再过一段时间，但总有一天，他一定可以回到自己以前的卧室。如今他还是坐在躺椅上睡觉，但可以连续睡上 4 个小时了。他说："真是太感谢上天了。"他的糖尿病也痊愈了。尽管现在无法持续站立超过 20 分钟，但他脚上已经没有化脓和溃烂了。他拉起裤腿给我看了看。他脚上穿了一双靴子。过去，他只有把鞋子两边割开才穿得进。

他说："我必须再减掉四五十公斤。"他非常想去工作，很想亲自去学校接送自己的孙子，更想去百货大楼买衣服。除此之外，他希望自己每次去一个地方之前都不用再问自己："那里有没有楼梯？座位会不会太小？我会不会喘不上气来？"他继续节食。他告诉我说，前不久他跟几个客户一起吃了午饭，在饭桌上还谈了生意。他一时没忍住，点了一份大汉堡和一盘薯条。但刚吃两口汉堡，他就不吃了。"其中一个客户问我：'伙计，你就吃这么一点儿吗？'我说：'是啊，我吃饱了。''真的？'我答道：'当然，我真的吃不下了。'"

我注意到，他说的和米莉有点不同。他不是说，他不想吃了，所以不再把食物往嘴里送，而是告诉自己必须停止吃东西。他解释道，其实他还想继续吃，"但是你会感到，再吃一点就过界了"。有时，他还是常常忍不住多吃了一点。结果，恶心、疼痛、肿胀这些所谓的"胃切除术后综合征"①都来找他了。他不得不把吃的东西又吐出来。他承认："这确实是我不对。"

又过了 3 个月，也就是 4 月的一天，威廉邀请我带着儿子去他在东代德翰的车库参观。威廉记得我曾说过，我 4 岁的儿子威利对所有机械都很感兴趣。某个周六，我带威利一起去了那里。车子驶过停车场的沙砾地面时，威利异常兴奋。威廉的车库看起来像一个很大的洞穴，车库门足足有两层楼那么高，铁皮外墙被漆成了黄色。外面的温度很高，但车库内很凉快，里面几乎没什么东西，走起路来会有回音。威廉跟他的好友多特坐在躺椅上，指上

---

① 多发生于胃切除 2/3 以上的病人中。——译者注

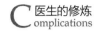
夹着粗粗短短的雪茄，缓缓地吐出烟雾，悠闲地聊着天。他们看到我和威利之后，立刻上前迎接我们。威廉向多特介绍了我，说我是帮他做胃部手术的一位医生，然后我向他们介绍了我儿子威利。威利虽然在跟他们握手，但眼神早就溜向了仓库角落的大卡车。威廉抱着他，坐进高高的驾驶座，并且让他玩那些按钮和控制杆。他一会儿拉控制杆，一会儿踩踏板，这些让他觉得很新鲜很好玩，又有点害怕。

我问威廉，生意进展怎样了。他说，不是很好。只有在冬天积雪很厚的时候他才能揽点活儿——开着小卡车为市政府铲雪。从去年 8 月以来，除了这一点收入之外，他再也没有赚到任何钱。他不得不卖掉三台小卡车、一台十轮沙石车，还有很多道路修护工具。多特说："威廉太久没有工作了。到今年夏天可能会好一些吧。那时是我们这一行的旺季。"

威廉告诉我，他现在有 145 公斤，自从我们上次见面后，他又瘦了 12 公斤。他很骄傲自己能瘦这么多。多特说："他基本上不吃什么东西。现在他的食量只有我的一半。"但是，威廉还是没有办法登上他那台心爱的格瑞道，更别提操作它了。他开始怀疑自己能否减肥成功。他的体重下降速度逐渐变缓，他还发现自己比刚做完手术时吃得多了。以前，他只吃一两口汉堡，现在有时能吃下半个，而且常常吃到撑。

威廉说："我渐渐发现，我一吃东西就停不下来的老毛病又回来了。"虽然他的肠胃会提醒他，阻止他吃太多，但他仍然很担心：如果肠胃不能阻止他吃东西呢？他听说有人胃部缝合处的线开了，胃又恢复了原来的大小，或者由于其他因素而反弹。

我安慰他说，兰斯医生跟我说过，病人手术后，缩小的胃会被撑大一点，这是正常现象。也许还会有更糟的情况，但我不想告诉他。

∞　　　　　∞　　　　　∞　　　　　∞

我跟许多接受胃绕道手术的病人接触过。有一个病人的亲身经历，在我听来不但可以引以为戒，而且也是个未解之谜。这个病人42岁，已婚，有两个女儿，是当地一家大公司IT部门的经理，但38岁那年就不得不退休，靠着残障保险金生活，原因是他太胖了。高中毕业后，他就一直不断长胖，直到突破了200公斤。他已经胖到不能出门的地步，只能每天待在家里。他平均每周会出门一次，通常是去看病。1998年12月，他做了胃绕道手术。到翌年6月，他就瘦了45公斤。

然后又怎样呢？他说："我又开始控制不住自己的食欲了。"一张张的比萨，一盒盒的糖霜饼干，一包包的甜甜圈，不断地进了肚。他为什么突然又这么能吃，他自己也说不清楚。胃很小，一次只能吃一点，而且吃了太甜或太油腻的东西会觉得恶心想吐——做过胃绕道手术的病人都有这样的经历。然而，他的食欲却更加强烈，胃口大到惊人。"就算是胃痛，我也吃，我可以一直吃到吐，"他说，"吐了之后，胃里有地儿了，我就继续吃。一整天吃个不停。"只要他是清醒的，就在吃。"我关起房门不停地吃。小孙子在哭，女儿大吼大叫，老婆去上班，而我一直在吃个不停。"他又反弹了，体重恢复到原来的204公斤，然后继续上涨。他的胃绕道手术失败了，他的人生只剩下一件事，那就是吃。

根据已发表的研究报告，接受胃绕道手术的病人中约有5%~20%会反弹。这些失败的例子让人不禁感叹，减肥路上到底有多少困难呢？就拿减肥手术来说，八成以上的病人术后不能再吃很多了，吃多了就会觉得胃痛，食欲因而降低，但是手术还是可能会失败。研究人员迄今为止仍然找不到可以解释造成这结果的原因，也就是说，每一个人都可能会减肥失败。

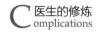
∽　　　　∽　　　　∽　　　　∽

几个月过后，我又见到了威廉。冬天到了，我打电话给他，问他最近怎么样。他说，他很好。我也就没有再追问下去了。当我们聊到有时间出来再聚聚的时候，他提议一起去看波士顿棕熊队的曲棍球比赛。我立刻来了兴趣。也许，他的情况真的还不错。

几天后，他开着一辆有六个轮子、开起来轰隆轰隆响的越野车来医院接我。自从我们认识以来，我第一次觉得站在大车子旁边的他看起来那么小。他已经瘦到110公斤了。他说："我还算不上一个帅哥呢。"但他的身材终于和一般人差不多了，看起来只是有点壮而已。他下巴上那厚厚的脂肪也不见了，脸部轮廓也清晰了很多，肚皮也不再下垂到两腿之间。手术后已经过了一年半，他的体重仍在下降。到了波士顿市体育馆，他轻而易举就走上了电扶梯。经过旋转栅门的时候，他突然停下脚步对我说："看！我可以轻松通过了，以前我想都别想。"这么多年来，这是他第一次来现场看球赛。

我们坐在第20多排的座位上。坐椅很小，跟普通车厢的位子差不多，但他轻轻松松就坐了下去（有两条长腿的我，反而坐得不太舒服）。

散场后，我们去医院附近的一家烧烤店吃了晚饭。威廉告诉我，他的事业终于有了起色，如今，他可以不费吹灰之力地操作那台格瑞道。在过去的3个月里，工作一直没停过。他和他那台格瑞道一天到晚忙个不停。威廉还想再买一台最新型的格瑞道。至于日常生活，他已经搬回二楼的主卧室去睡了。前不久，他和妻子还去了趟阿地伦达克山脉，享受那儿的湖光山色。晚上他们经常出去散步，也常常去看望他们的孙子。

我问他，在这一年的时间里，他觉得自己有哪些改变呢。他说不出个所以然，于是给我举了个例子。他说："我以前特别喜欢意大利饼干，现在也很爱吃。"只是一年前，他会一直吃，直到自己觉得恶心。"但是现在，我不知道怎么回事。我突然觉得这种饼干太甜了。只吃一片，而且只吃一两口就不想再吃了。"面条也是。以前，他总是不能抵抗面条的诱惑。"现在，我只要尝尝味道就感到满足。"

也许其中一个原因是，他的饮食喜好变了。他指着菜单上的墨西哥玉米脆片、纽约辣鸡翅和汉堡说，连他自己都很惊讶，他看到这些东西竟然一点都不想吃。"如今，我好像更喜欢蛋白质和蔬菜。"于是，他点了一盘鸡肉沙拉。除此之外，他还觉得自己不会吃很撑了。他告诉我："以前我对任何食物总是来者不拒。如今大不一样了。"这种情况是从什么时候开始的？到底是什么原因呢？我问道。他摇摇头说："我要是知道就好了。"他停顿了一下，接着说："人的适应能力很强。你可能认为你不能适应，但其实你可以。"

∞　　　　∞　　　　∞　　　　∞

最近，减肥手术令人忧心忡忡，并不是因为它的失败，而是由于它的成功。长久以来，减肥手术就好像外科手术的"私生子"。进行这项手术的专家，也就是所谓的"肥胖专科医生"，常常要面对很多批评与质疑：既然有那么多减肥方法，为什么一定要采取手术这种特殊的手段呢？有些减肥手术医生在重要的外科研讨会上发表报告时，常常会受到激烈的批驳。减肥手术医生也觉得，其他领域的外科医生不仅对他们的病人投以鄙夷的目光（认为这些病人不单有心理问题，还有道德问题），甚至对他们的所作所为抱以不屑的态度。

时过境迁，美国外科医学会（The American College of Surgeons）现在已经认可肥胖医学是一门专科领域。美国国家健康研究院（The National Institutes of Health）也发表声明，为胃绕道手术立案，认为这是治疗病态肥胖唯一有效的方法，不仅不会反弹，而且对健康也大有帮助。大多数的保险

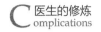
公司也支持这项手术。

医生的态度也有了 180 度大转变，从不屑转变成鼓励，有些医生甚至请求严重肥胖的病人接受胃绕道手术。在美国，过度肥胖者并非少数。据统计，在美国成年人中，有 500 万人属于"病态肥胖"，也就是身体质量指数（BMI）[①]在 40 以上；还有超过 1 000 万人刚好在"病态肥胖"的门槛上下。如今，每年因病态肥胖做胃绕道手术的人差不多是心脏绕道手术病人的 10 倍。

病人太多，现有的专科医生根本应付不过来。美国减肥手术协会（The American Society of Bariatric Surgery）总计只有 500 个会员，他们都是胃绕道手术的专家。病人通常要等好几个月才能预约到时间接受手术。减肥手术这么盛行而且利润丰厚(有些手术费竟高达 2 万美元)，不免衍生出一些问题。大批医生投身减肥外科手术的行列，有的已接受过专业培训，但技术还未纯熟；有人甚至没有接受过这方面的训练，却也在为病人做这项手术。更复杂的问题是，有些医生不遵从标准手法，自己创造新方法，如"十二指肠置换术"或是"长臂绕道术"，也就是利用腹腔镜进行胃绕道手术。

胃绕道手术如此流行，最让人担心的是我们的社会现状。在我们的文化中，"肥胖"和"失败"是等同的，人人都对快速减肥法抱有兴趣，不惜任何代价想要快速瘦身。医生通常是为了病人的健康着想才建议病人接受减肥手术的，但很多病人是为了摆脱肥胖带来的羞耻感才不顾一切接受手术的。在当今社会，不少人看到肥胖的人，尽管嘴上不说，眼神也会透露出"你怎么会让自己胖成那样"的讯息。当然有时，也有些人会真的把他们想的说出来。（威廉告诉我，他走在街上时，就碰到过陌生人这么问他。）肥胖的女性

---

① 也就是体重和身高之间的比例，计算公式为体重除以身高的平方，体重的单位为公斤，身高的单位为米。理想的 BMI 值为 20~24.9，25~29.9 为过重，超过 30 即可算是肥胖。——译者注

受到的影响更大，难怪接受胃绕道手术的患者中，女性是男性的 7 倍。（但女性病态肥胖的可能性只有男性的 1/8。）

事实上，如果你已经到了病态肥胖的程度，却不愿接受手术，在别人看来是很不理性的。曾经有一位 158 公斤重的女士告诉我，当她对医生说自己不想接受减肥手术时，医生立刻严肃地告诉她不做手术会有什么样的严重后果。我听过不只一个要做心脏手术的病人说，医生为她进行手术的前提是她必须先做胃绕道手术减肥。有些医生甚至会告诉病人，不做减肥手术就没救了。做了减肥手术就能治好病吗？我们不敢打包票。我们只知道，尽管这项手术对减肥和健康都很有成效，但还没有研究显示这项手术的危险性和死亡率也下降了。

我们对减肥手术的担心与疑虑并非空穴来风。正如凯斯西储大学研究肥胖的专家保罗·厄恩斯伯格（Paul Ernsberger）对我说的，很多做胃绕道手术的病人只有二三十岁。他这样说："一次减肥手术的效果是否可以维持 40 年或更久？还没有人知道。"由于病人每日必须服用维生素，他也担心长期营养不良的问题。动物实验已经证明，这种做法将会增加得肠癌的可能性。

我们希望医学的进步是清楚明了的，但世事往往会背离我们的期待。每一种新的疗法都有我们不了解的地方。对社会和病人来说，可能很难决定要不要接受某种新的疗法。也许将来会有更简单、更彻底的手术可以解决病态肥胖的问题；也许科学家会发明一种新的药丸，使人不会觉得饿。目前，胃绕道手术是已知唯一的有效减肥手术，然而关于减肥手术还存在很大争议，而且我们目前还有太多的领域未涉及，起码还得再研究一段时间。如今，就走一步算一步吧。各地的医院都在兴建肥胖手术中心，订购更坚固耐用的手术台，训练专业的减肥手术医生和相关工作人员。大家都在期待着有一天会出现更新、更好的减肥方法，淘汰目前的做法。

在烧烤店里，威廉和我面对面坐着。他推开吃了一半的鸡肉沙拉说："我不想再吃了。"他说，他很感激能有今天，完全不后悔做了减肥手术。如今，他如同脱胎换骨一般，但他的脸上也明显透着不安。

"我是因为太胖了，才不得不采取手术减肥的，"他说，"这是目前我唯一能做的，所以我做了。但我还是担心，将来我会不会反弹？有一天，我会不会又变回原来的模样，甚至更糟？"说完，他沉默不语，眼睛盯着酒杯。不久后，他慢慢地抬起头来，眼神看起来清澈了一些："好吧，就把它交给命运来决定吧。如果不是我自己可以控制的，那就不要想太多。"

COMPLICATIONS

A Surgeon's

Notes on

an Imperfect

Science

第三部分

世事难料

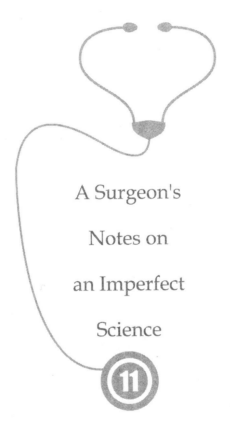

COMPLICATIONS

A Surgeon's

Notes on

an Imperfect

Science

⑪

最后的一刀

今天，我们有电脑断层扫描、超声波等利器，病人去世时，我们
早就知道死因了，尸体解剖等于多此一举。我本来是这么想的，然而，
有一个病人改变了我的想法。

令人胆战心惊的尸体解剖

你的病人死亡，病人家属都聚集到医院。这时你还有最后一件事必须向家属征求意见：尸体解剖。这种事要如何对他们说呢？当然，你可以把它当作一件再平常不过的事，毫不客气地问："之后我们能做尸体解剖吗？"或者可以用影片中名警探的语气告诉家属："如果您不是强烈反对的话，我们就要给您的家人做解剖了。"或者，你可以把自己当作局外人："对不起，但院方要求我询问您，您同意做尸体解剖吗？"

如今，无论如何，你都必须向家属明确地表达出做尸解的意思，而不能有所隐瞒或欺骗。我的病人中有一个 80 多岁的老太太，她在注销驾照之后反而被车撞了——被一个更老的人。她的颅骨凹陷骨折，导致脑出血，即使我们为她做了手术，几天之后她还是去世了。我站在她的病床边，低着头和泪流满面的病人家属一起默哀。然后，我尽可能委婉地对家属说："如果各位允许的话，我们希望做个检查，以查明死因。"

她的侄子神色惊恐，问我："是尸体解剖吗？"他看着我，好像我是一只在他姑妈身体上空盘旋的秃鹫。"难道她受的苦还不够多吗？"

现在，尸体解剖已经很难进行了。二三十年前，这种做法很正常，但是

168

现在却变得很罕见。人一旦知道自己死后要被开膛破肚，就觉得浑身发抖。甚至外科医生也认为这是对死者的大不敬。

前不久，我去观察了一台解剖手术。对象是位38岁的女人，我曾医治过她，她长期与心脏病做斗争，但最终还是不幸去世了。解剖室在地下二层，经过洗衣房和垃圾处理区后，你会看到一扇没有任何标志的金属门，那里就是解剖室了。解剖室的天花板很高，墙面一块一块地脱落，地面铺了咖啡色地砖，从两头向中央的排水沟倾斜。工作台上有盏灯，还有一个老式台秤——有圆圆的、钟面一样的重量显示盘，显示盘上有个红色的指针，还有个承物盘，用来称器官重量。架子上什么都有，比如大脑灰质和肠子，都用保鲜盒装起来，浸泡在福尔马林中。这里又破旧又简陋，而且阴冷昏暗。角落里有张摇摇晃晃的推床，床上躺着的就是要被解剖的病人。她四肢摊开，一丝不挂。

有人开刀的方式令人提心吊胆，尸体解剖的方式就更糟了。不过就算是植皮或截肢手术，外科医生还是会尽量做得漂亮一点。因为我们知道，手术刀下的病人还活着，麻药过后就会醒来。但在解剖室里，躺在解剖台上的人已经没有任何生气，空留一副皮囊，怎么开刀也就无所谓了。就拿把病人从推床上抬到手术台上这件事来说，如果是在手术室，尽管病人没有知觉，我们还是会使用帆布面的搬运滑板，尽可能小心细致，动作轻缓，生怕把病人碰伤了。然而在这里，就是一个人抓着死者的手，一个人抓着脚，使劲一提。假如死者的皮肤粘在不锈钢解剖台上了，他们会用水管直接往死者和解剖台上冲水，然后再运走。

负责解剖的医生是个年轻女士。她站在一边，看着助手下刀。她和她的同事做这个工作不是为了解剖尸体，而是为了研究活人组织（听起来跟侦探很相似），利用高科技捕捉疾病。她喜欢把尸体解剖这种差事交给助手去做。不管怎样，助手在这方面比她更有经验。

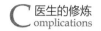
这个助手大概 30 岁，体型修长，有一头棕色短发。她穿戴着完整的防护装备，有口罩、防护面具、手套，还有蓝色塑胶布做的防护衣。死者被放在解剖台上，她把一个 15 厘米长的金属块塞到死者的肩胛骨之间，使得死者的头部后仰，胸部突出。她拿着一支大号的手术刀，从两边肩膀下刀，弯弯地绕过乳房，到达胸部中间，接着往下，直至腹部和骨盆，形成一个大大的 Y 字形。

外科医生早已对开膛破肚习以为常。你一心想着病人的身体结构及下刀的方法，因此看起来特别轻松镇定。但当我注意到助手拿刀的方式时，还是感到了吃惊，她拿手术刀就像握笔一样，用刀尖随意地划来划去。我们外科医生做手术时可不是这样的，通常都是站得笔直，刀握在拇指和其他四指之间，就跟小提琴握弓的手势一样，刀身和皮肤垂直，用刀腹迅速干脆地划下去，一刀就要达到目标。而这个助手却像是在用刀子慢慢地锯。

接下来要剖除内脏，这一步花的时间不多。首先，助手把死者的皮肤剥开，然后用电锯把露出的肋骨从两侧锯开，把整副肋骨抓起来，像是打开汽车的引擎盖。然后她剖开腹腔，取出所有重要器官——心、肺、肝、肠、肾。接着，她锯开头骨，取出大脑。这时候，医生在后面的工作台上将组织和器官一一称重、检查，并准备切片和检验所需的样本。

虽然解剖过程血腥残忍，我还是不得不承认，解剖结束后，死者看起来和最初进来时没有什么两样。助手按照规定，从死者耳朵后面锯开头骨，这样伤口就被头发盖住了，从外面看不到。然后，她用线将死者的胸部和腹部缝好。于是死者除了腹部略有凹陷，看起来完好如初。虽然死者已经做过尸体解剖，但大多数家属还是要为死者举办体面的葬礼。殡仪馆的人会用填充物填充遗体，让死者看起来和生前没有什么区别，看不出先前做过尸体解剖。

但是，当我开口请求家属允许做尸解的时候，想到解剖室中发生的一切，总觉得心情沉重。医生的心情其实也不好过，我们只能努力使自己看来冷静漠然、镇定冷血。然而，心头还是情不自禁地产生疑虑。

∞　　　　∞　　　　∞　　　　∞

我遇到的几个有必要做尸体解剖的病人中，有一位 75 岁的老医生。他已经退休了，退休前在新英格兰行医。一个冬夜，我陪他走到了人生的终点。我们称他为马修。他是在紧急情况下被送进医院的：腹部主动脉瘤感染、破裂。我们立刻为他进行了手术。术后，他总算捡回了一条命，状况也还算稳定。不料 18 天后，他的血压骤降，血从腹部的引流管大量冒出。为他手术的医生说："主动脉补好的地方可能裂开了。"我们可以帮这个病人再做一次手术，但风险系数很高，病人可能会死在手术台上。马修已经受够了，他不想再做手术了。我们通知了他的妻子，她的一个朋友立刻陪她赶往医院，但还要两小时才能到。

半夜，我在马修的病床旁坐着。他静静地躺在床上，伤处出血不止，手臂软弱无力，但眼神毫无惧色。他在等妻子吧，我可以想象到她六神无主地开着车在高速公路上疯狂行驶的样子。

马修一直撑到了凌晨 2 点 15 分，他妻子赶到的那一刻。马修太太看到老伴的样子，顿时抑制不住自己的悲伤，但她还是努力使自己镇定下来。她温柔地握着老伴的手，轻轻地捏了一下，马修也捏了她一下。我想这个时候，还是把时间留给他们吧。

2 点 45 分，护士叫我进去。我用听诊器检查了一下病人，然后转身告诉马修太太，她丈夫已经走了。老太太是内敛的南方人，但是最后还是忍不住哭了出来。她的身影显得那么的脆弱、娇小。过了一会儿，陪她来的朋友

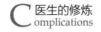
来到病房，扶着她的肩膀一起走了出去。

我们不得不征求每个死者家属的同意，为死者做尸体解剖、确定死因，来检验我们的做法有没有错误。此时此刻，我也不得不硬着头皮去问那位遭受重大打击、失魂落魄的老太太。我情不自禁地想，对像这样的病例，尸体解剖其实也没有什么太大意义。我们很确定老先生的死因。因此，把这个人的器官都挖出来能有什么意义呢？

最终，我决定不去打扰马修太太了。在她走出特护病房大门的时候，我本来有机会拦住她，问她，我也可以找个时间打电话给她。但是我并没有这样做。

历史上的尸解

不只我这么想，很多医生也是这么想的。近几年来，已经很少有医生要求死者的家属同意做尸体解剖。然而，《美国医学会杂志》（*The Journal of the American Medical Association*）觉得有必要向不做尸体解剖的做法"宣战"。根据最近的统计数字，在所有的死亡案例中，接受尸体解剖的案例不到1/10，很多医院甚至已经放弃做尸解了。这是一个惊人的变化。20世纪的医生都很积极地为死者做尸体解剖，而且这还是不知道经过多长时间的努力争取才实现的。尸体解剖这种做法虽然在2 000多年前就有了，但翻开整部人类历史，在20世纪之前，尸解都是极为少见的。宗教人士大都不赞同这种做法，除非是统治者规定的。根据史书记载，罗马医生安提斯提乌斯是最早做法医尸解的人。他在公元前44年为被刺杀身亡的恺撒大帝做了尸解，记录表明他身上有23处伤口，包括最后胸口上那致命的一刀。1410年，天主教会下令医生为在职未满一年就身亡的教皇亚历山大五世验尸，调查他的死因，想看看是不是继任者的阴谋。结果没发现任何证据。

在近代，倒是宗教人士发起了第一次尸体解剖。1533 年 7 月 19 日，医生为西班牙岛（现多米尼加共和国）的一对胸腔以下相连的连体姐妹的尸体做解剖，看看她们有一个灵魂还是两个。这对连体姐妹出生后，牧师把她们当作两个个体，为她们洗礼。后来有人提出异议，认为牧师这么做是不对的。岛民口中的这个"连体女魔"结果在出生后的第八天死亡。大家决定请医生来做尸体解剖，以查明连体女婴的死因。做解剖的是一个名叫卡马乔的医生，他发现这对姐妹虽然身体的一部分相连，但两人身体内各自的所有器官一应俱全，因此判定她们各有自己的灵魂。

即使是在教会约束并不严格的 19 世纪，大多数西方人还是不愿让医生为他们的家属做尸体解剖，以确定死因。尸体解剖只能私下做。有时，医院里的病人刚断气，医生就会马上采取行动，往往家属还来不及反对；甚至还有人会等到死者入土后再去挖坟，这种行为到 20 世纪初还有。为了保护死者，有些家属会在漆黑的夜晚在坟地守候，直到天明。还有家属会把大石块压在棺木上。1878 年，俄亥俄州有家公司甚至售卖炸弹棺材，如果有人图谋不轨、想要挖坟的话，就会引爆炸弹。然而，医生还是执着于这种行为。由安布罗斯·比尔斯（Ambrose Bierce）编写、1906 年出版的《魔鬼辞典》（*The Devil's Dictionary*）中是这样描述"坟墓"的："死者躺在这里，等着医学院学生前来取走他们的身体。"

直到 20 世纪初，柏林的鲁道夫·魏尔肖（Rudolf Virchow）、维也纳的卡尔·罗基坦斯基（Carl Rokitansky）和美国马里兰州巴尔的摩的威廉·奥斯勒（William Osler）等医界巨子们提出应该支持尸体解剖，才转变了大众的看法。他们说，这个做法有利于发现真相，尸解可以使医生找出肺结核的原因，也可以让他们找到治疗阑尾炎的方法，还可以证实阿尔兹海默症的存在。

另外，尸体解剖可以使医生避免前人所犯的错误。如果没有尸体解剖，医生可能永远都不知道自己的诊断是错误的。当时有很大一部分的死亡案例都找不出死亡原因，尸体解剖使真相大白，让死者的家属得到一个明确的说法，了解自己家人的死因——这可能是最让人心服口服的解释。除此之外，由于医生在医院做尸体解剖时十分小心谨慎，使死者保有尊严，因此舆论也就不再妄加评论。久而久之，不向死者家属要求尸体解剖的医生反倒会引人怀疑其专业素质。到了第二次世界大战结束的时候，不管是在欧洲还是北美，尸体解剖已经成为病人死亡后的一个常规做法。

死亡密码

那么，现在想要进行尸体解剖为什么那么困难呢？其实，这并不是因为死者家属的反对。根据最近的研究调查，大多数死者家属同意尸解。相反，过去为了尸体解剖不择手段甚至盗尸的医生现在几乎绝迹了。有人说，这是因为不可告人的原因，像是保险公司不支付费用、医院要省钱所以并未认真治疗，或者医院想掩盖医疗过失的证据。换句话说，尸体解剖一旦盛行起来，医院就亏本了，而且治疗不当致死这种事也就瞒不住了。

但是，我猜测尸体解剖不再盛行，还有另一些原因，比如21世纪医学技术的发展成熟。我没有向马修的遗孀请求尸体解剖，不是为医院省钱，也不是怕暴露医疗疏失，而是因为我认为出现疏失的可能性简直太小了。如今，我们有电脑断层扫描、超声波、核子医学、分子检验等先进武器在手。当病人离开人世的时候，我们已经确切知道死因了。尸体解剖等于多此一举。

我一直以来都是这么想的，直到一个病人改变了我的想法。

∞   ∞   ∞   ∞

这位病人60多岁，留着络腮胡，总是笑脸迎人。他曾经是工程师，退休后潜心艺术创作，而且有不俗的成绩。他生性开朗，暂且称他为雷欧。雷欧患有血管疾病，全身上下所有动脉没有一条是好的。情况为何会这么糟糕呢？可能是饮食习惯或是遗传造成的，长期吸烟也可能是原因之一。在过去的10年中，他接受过一次心脏病手术、两次腹部主动脉瘤修补手术、四次血管绕道手术，还有几次动脉气球扩张术。但是，我从没见过他自暴自弃、怨天尤人。他说："不能因为这样就不过日子了吧。"他的孩子也很出色。他已经当了爷爷，孙子长得很漂亮。他不忘补充道："瞧，我老婆，真是完美得没话说。"雷欧太太坐在床边，杏核眼瞥了他一眼。他咧嘴一笑。

雷欧是由于腿部伤口感染而住院的，入院后不久又发生心率衰竭，心脏送血功能衰退，导致血液在靠近心脏的静脉处堆积，肺部也出现了积水的现象。他的呼吸越发困难，于是我们把他送进特护病房，为他装上呼吸机。本来他以为住两天就能出院了，结果却在这儿住了两个星期。我们给他开了利尿剂，并换了一种治疗心脏病的药物，成效不错，他的心肺功能恢复得很快。在一个晴朗的星期天早晨，他斜躺在床上看晨间新闻节目。我对他说："你恢复得不错。"还告诉他，下午我们决定把他从特护病房转到普通病房，大概再过一两天他就能出院。

然而，两个小时后，我听见头上扩音器响起了紧急抢救呼叫。我赶到特护病房的时候，护士正在为雷欧做心脏按摩。看到这个情景，我感到很气愤，不禁骂了一句。护士解释说，他本来正好好地坐在床上看电视，突然出现休克的症状，然后就昏过去了。起初，心脏监护仪上甚至看不到心跳，后来心跳恢复了，但仍然没有脉搏。一帮同事赶过来协助抢救。我为他插上管子，注射了强心剂，请人联络在家里的主治医生，再叫人去查早上的检验报告。

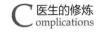

技术员推来一部移动型 X 光机为他照片子。

引发这种情况的所有可能因素在我的脑中一一闪过，不外乎那几个。一个是肺萎陷，但我用听诊器听了听，发现他的呼吸正常，从 X 光片上看他的肺也没有任何问题。难道是大出血吗？但他的腹部并没有肿胀，而且他的病情变化得这么突然，让人来不及反应，也不像是大出血。另一个可能是代谢废物没能及时排出体外，造成严重的血液酸化。但检验报告显示，他的血液并无异常。或许是急性心压塞，血液渗出压迫心脏？然而检查结果表明并没有任何出血现象。那就只剩一个原因了：急性肺栓塞，血栓掉到肺部，因而造成肺部血管内的血流阻塞。如果真的碰上急性肺栓塞这样可怕的情况，我们也就只能认输了，对于这种情况，我们束手无策。

我走出病房，打电话给主治医生，然后向刚刚赶来的主任医生说明情况。他们同意我的看法，肺栓塞是唯一合理的解释。我回到病房，把紧急抢救灯关掉，宣布："死亡时间：上午 10 点 23 分。"我打电话通知雷欧太太，告诉她雷欧的病情突变，请她马上赶来。

谁也没料到会发生这样的事情。我翻看雷欧的病历，希望能找到一些线索。我确实找到了。我发现前一天的检验报告上写明，病人的凝血速率比正常要稍慢一些，但是不算太严重。但是，特护病房的一位医生使用了维生素 K 来治疗这一问题，维生素 K 常见的副作用就是形成血栓。我愤怒不已。为了让检验数据看起来更漂亮一点，却让病人丢了命，这么做值得吗？我和主任医生去找开维生素 K 的那个医生理论，斥责他害死了一条人命。

雷欧太太赶到医院的时候，我们带她直接去了家属休息室。这个地方很安静。从她的表情来看，也许她已经做了最坏的打算。我们告诉她，她丈夫因为急性肺栓塞，心脏骤停，也对她提到我们给她丈夫开的药物可能是引起急性肺栓塞的原因。我带着雷欧太太去病房看她丈夫，让她在那儿待一会儿。她走出来的时候双手颤抖，满脸泪痕。然后，她竟然向我们表达了谢意，谢谢我们对她丈夫的救治与照顾，让他能在她身边多待这么多年。尽管她这么说，我们还是觉得十分愧疚。

我向她提出一个请求。我对她说，我们想要为她丈夫做尸体解剖，希望她能同意。虽然我们已经知道她丈夫的死因了，但还是希望能够通过尸体解剖来证实一下。她考虑了一会儿，说："如果这样做对你们有帮助的话，那就做吧。"我说，一定有帮助。这是我必须说的话，但是我自己也不确定是否真有帮助。

∞　　　　∞　　　　∞　　　　∞

第二天早上，我径直来到解剖室。我到的时候，雷欧已经躺在解剖台上了。他的手臂张开，胸腔露了出来，腹部也被打开了。我穿上手术服，戴上手套、口罩，来到解剖台边。助手开始用电锯把左侧肋骨锯开，血流了出来——黑黑的、黏黏的，看起来像机油。这就怪了，血液怎么是这样的呢？我在肺动脉处反复检查，这里应该有硬硬的血栓，结果没有，雷欧根本没有肺栓塞的问题。我们把胸腔内的血抽了出来，并把左肺拿出来，然后立刻找到了答案：他的胸主动脉是一般人的 3 倍粗，上面有一个 1.2 厘米的破洞。原来他是动脉瘤破裂大出血而猝死的。

几天后，我向开维生素 K 的那位医生道了歉，并自我反省当初为什么没有诊断出来。之后，我又重新翻看雷欧的 X 光片，这才看出动脉瘤外围的阴影。但是，当时没有一个人看出这个问题，甚至连放射科医生也没发现。尽管 X 光片早就照出这个瘤了，我们却什么也没有做。在最后几周时间里，我们继续为他治疗伤口感染和心脏衰竭，直到这个瘤破裂，让我们手足无措。

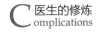
让我无法释怀的是，当时我们那么确信自己的诊断是正确的，但事实上却错得那么离谱。

台风与冰块

误诊致死，之后又通过尸体解剖翻案的例子多吗？我本以为这种例子应该很罕见，顶多有 1% 或 2% 吧。但是 1998 年和 1999 年的三个调查研究表明，这种案例大约占 40%。有一项针对尸体解剖的大型研究下了这样的结论：1/3 的误诊病人如果得到恰当的治疗，应该可以存活。曾在《美国医学会杂志》任编辑的医生乔治·伦德伯格（George Lundberg）提出的事实更令人吃惊：至少从 1938 年以来，尸体解剖揭露的误诊率至今都没有任何改善。

为什么会这样呢？近些年来，医学诊断的技术与设备有了飞跃性的发展，不是吗？然而，在死亡的病例中，居然每 5 个就有 2 个的死因被误诊。这样的比例实在令人震撼。几十年了，我们仍然停滞不前。哈佛的医生做了一项简单的研究，看伦德伯格所说的是不是真的。他们到医院调阅了 1960 年和 1970 年的尸体解剖报告，找出误诊致死的病例。那时电脑断层扫描、超声波和核子扫描等先进科技还没有出现。然后，再查看 1980 年的报告，这时上述设备的应用已相当普遍。研究结果发现，在误诊致死这一方面的确没有什么改善。无论在哪个年代，病人的死因可以这么归类：有 1/4 的致命感染、1/3 的心脏病发作和将近 2/3 的肺栓塞。但在诊断时，真正的死因却都没有找到。

就大多数的案例而言，医疗设备的好坏并不是关键问题，而是医生在一开始时脑海里的诊断就是错误的。也许有先进的设备可以运用，但医生根本没想到要用这样的设备。

11 最后的一刀

哲学家萨米尔·格洛维兹（Samuel Gorovitz）和阿拉斯戴尔·麦金太尔（Alasdair MacIntyre）在 1976 年发表的一篇论文深入地研究了人类出错究竟是怎么回事。例如，气象学家预测台风的登陆地点的时候，有可能出现偏差。他们认为造成这种偏差可能有三个原因：第一是知识储备不足，人类对台风的认识还很有限，无法掌握其动态；第二是能力不够，知识虽然够了，但气象学家运用这些知识来做判断时难免会发生错误。上述两个原因都是可以弥补的，科学可以战胜无知，而训练和科技设备可以克服能力不足的问题。然而，这两位哲学家指出，第三个原因是无法被克服的，他们称之为"必要错误"。

他们认为，有些知识不是利用先进的科学技术就可以弥补的。例如，我们不仅要利用科学解释台风如何产生变化，而且还得预测某一个台风将如何行进，这就有些强人所难了。没有两个台风是一模一样的。虽然台风的产生和变化有一定的规律性，但环境中难免会出现变化因素和意外因素，这是很难预想到的。要准确预测出某一个台风将来的行进方向是怎样的，必须了解这个世界的每一个角落，洞悉每一个层面，换句话说，就是要具备了解所有事物的本领。

这并非是说所有的事情都难以预测，很多事我们还是能事先预料到的。格洛维兹和麦金太尔拿冰块举了个例子。冰块的结构很简单，而且所有冰块都一模一样，随便取一块，你都可以做出百分之百正确的预测：冰块碰到火会融化。那我们可不可以准确预料人体内所发生的一切呢？人是像冰块，还是像台风呢？

半夜，我在急诊室里为病人看诊。我认为，眼前的这个病人就像冰块。也就是说，我对自己做出的诊断很有自信，她的所有症状特征我都注意到了。我相信自己可以治好这位病人。

　　我们叫她梅丽女士。她今年 49 岁，肚子痛了两天了。我从踏入她的病房开始就观察她的一举一动。她坐在推床旁边的椅子上，跷着二郎腿，看到我时，她开口打了声招呼，声音因为抽太多烟而有些沙哑。她看上去挺健康的，没有抱着肚子满床打滚，说起话来也中气十足。她的气色也不错，虽不是红彤彤的，但也不苍白，一头及肩的棕发梳理得很整齐，唇上精心涂上了口红。

　　她告诉我，开始时她腹痛如绞，像是胀气痛。之后，痛感越来越强烈，而且逐渐集中在一点上——她指了指肚子右下方。然后，她开始拉肚子，而且有些尿频。她并没有发烧、恶心等症状。相反，她经常觉得饿。她告诉我，两天前她在体育场吃了热狗，在这之前，她还去动物园观赏了珍奇的鸟类。她问，吃热狗和去动物园跟肚子痛有关系吗？她有两个孩子，都已长大成人。她最后一次来月经是在 3 个月前。她每天都会抽半包烟，以前还吸过毒，但后来戒了。除此之外，她还得过肝炎。但是她从没做过手术。

　　我摸了摸她的腹部。有很多原因都可能引起腹痛：食物中毒、病毒感染、阑尾炎、泌尿道感染、子宫肿瘤或是怀孕。她的腹部软软的，没有肿胀的迹象，当我按到她腹部右下方的一个地方时，她会觉得特别痛，而这时我指下的肌肤因为反射而变得僵硬。我为她做了骨盆检查，没发现她的卵巢有异常。我选择了一些检验项目给她做。检验报告上说，她的白血球数很高，尿液常规检查结果显示正常，没有怀孕。我又请她去做腹部电脑断层扫描。

　　我确信自己可以帮她找出问题出在哪儿。为什么我这么有信心呢？在此之前，我并不了解这个女人，但是我把她当作我平常诊治过的病人一样看待。然而我也不得不承认，在我看过的病人当中，没有第二个像她一样的：今年49，得过肝炎，还吸过毒，最近去过动物园，还在体育场吃过热狗，腹部右下方疼了两天。

每天，我们都会把病人推进手术室，打开他们的腹腔。一般来说，我们知道里面都有什么，不会有章鱼，也不会有小小的、会发出响声的机器，也不会有一堆蓝色的液体；有的只是一圈又一圈的肠子，一边是肝脏，另一边是胃，下面是膀胱。当然，这之中也是有细微区别的，疾病多种多样，我们将病人的情况一一分类，做出一份统计资料供他人查阅。

我推断她得的可能是阑尾炎，这是从疼痛的部位，还有症状发生的时间，加上身体检查出来的白血球数来断定的——这些都与我过去所见的阑尾炎的症状相吻合。可奇怪的是，病人觉得饿，甚至还可以活动自如，看不出来有半点疼痛的样子。这似乎不同寻常。我走进放射科 X 光片室，站在黑暗中，从放射科医生后面看着监视器上显示的病人腹部的影像。放射科医生指着片子说，这阑尾像条肥肥的虫子，周围是灰色的、一条一条的脂肪。他很肯定地说，这是阑尾炎。我打电话给值班主治医生，告诉他我们的诊断。他说："去准备手术。"我们要替病人做手术切除阑尾。

她得的的确是阑尾炎。但我曾遇到过类似病例，剖开肚子一看，却发现阑尾并没有任何病变。手术其实是一种活体解剖。虽然我们有丰富的知识，掌握着先进的技术，但打开病人的肚子一看，有时还是会吓一跳——我们疏漏了一条线索，真是太大意了。有时，尽管我们每一步都小心谨慎，但到头来却会发现我们的判断是错的。

无论病人是死是活，我们都得亲自证实一下，真相才会大白。像马修的那个例子，到现在为止，我还是会怀疑当初缝合血管时是不是没有缝好，或者其他地方出血了而我们不知道。医生不再开口向死者家属请求尸体解剖，但令人感到奇怪的是，一般人似乎也希望我们不提这个要求。1995 年，美国国家卫生统计中心（The United States National Center for Health Statistics）已停止统计尸体解剖的资料，我们甚至懒得再说尸体解剖的罕见程度。

　　从我对人类身体内部的观察来看，我认为人类介于台风和冰块之间：在某些层面上说，人类永远是神秘的，但从另一个层面来看，如果有足够的知识，经过细心的探索，人类也是完全可以被解读的。说我们一无所知或者已达到知识极限都是愚蠢的。我们还有进步的空间，我们甚至能从死者身上找到答案。我们本来胸有成竹，后来却发现自己错了，这样的经验教训也得好好汲取。

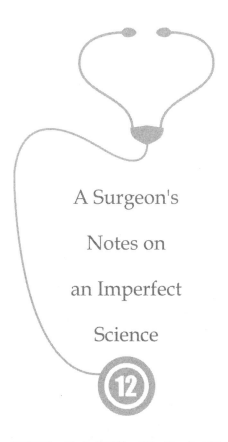

COMPLICATIONS

A Surgeon's

Notes on

an Imperfect

Science

12

死因"未明"的 8 个婴儿

尽管尸体解剖报告单上写着"死因：未明"，我们还是希望医生
能找出比较充分的解释。30 年过去了，那 8 个婴儿的猝死之谜的真相，
似乎终于露出端倪。

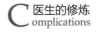
死了 10 个孩子的母亲

1949—1968 年间，一个来自费城的女人玛莎接连生了 10 个孩子，但每一个都夭折了：1 个死在腹中，1 个先天不足，在医院刚出生就死了，而另外 8 个本来好端端地躺在婴儿床里，也死了。母亲玛莎说，她发现他们脸色发黑，呼吸困难，挣扎了没多久就死了。这 8 个婴儿为什么会突然死亡？尽管为他们都做了尸体解剖，但是连最权威的医学专家也说不清楚是什么原因。有人怀疑可能是谋杀，但找不到任何证据。根据医学研究人员的统计，每年都有上千个看似健康的婴儿不明原因地突然死亡，这就是所谓的婴儿猝死综合征，简称 SIDS。

即便如此，单单一个家庭就出现了 8 个原因不明的婴儿死亡案例，这很难用简单的理论去解释。在我们所知的婴儿猝死案例中，玛莎失去的孩子是最多的。尽管尸体解剖报告单上写着"死因不明"，但我们仍然希望医生可以找出合理的解释。30 年过去了，关于那 8 个婴儿的猝死事件，人们似乎理出了些头绪。1998 年 8 月 4 日，费城地区检察官琳恩·亚伯拉罕控告现年 70 岁的玛莎在 30 年前用枕头将自己的亲生孩子闷死。她告诉媒体："科学让这宗历史上的悬案真相大白。"这位女检察官以 8 项谋杀罪名起诉玛莎。

12 死因"未明"的8个婴儿

这位检察官所说的话让我大为吃惊。她凭什么一口咬定那8个婴儿是被谋杀的，而非死于婴儿猝死综合征？

其实，婴儿猝死综合征并非是一种病名，而是我们为这个医学之谜起的名字。任何一例婴儿猝死案，如果已经做过全套尸体解剖，但仍然不能给出确切的死因解释，就可被称为婴儿猝死综合征。通常，这种死亡案例的表现是婴儿原本体质健康，却无缘无故死在床上。婴儿死前没有啼哭，但有的婴儿会紧握拳头，有的口吐白沫，有的从口鼻中流出鲜血。90%的猝死婴儿只有6个月大甚至更小。

关于婴儿猝死综合征，以前的定义是婴儿突然停止呼吸，导致死亡，但这个理论现在已经得到了进一步发展。有些研究推测，床铺太软或者趴着睡觉都可能导致婴儿猝死。在4年的时间里，美国儿科医生都建议父母让婴儿仰躺或侧睡，结果4年里婴儿猝死案例减少了38%。也许婴儿猝死纯属意外，婴儿可能是因为没有翻身的能力，因而导致窒息死亡。但是，对于这个研究结果，仍然有人提出了疑问：人为的谋杀和婴儿猝死综合征要怎么区分？特别是像玛莎生下的婴儿，当初尸体解剖时并没有发现任何外力伤害，到现在那些婴儿的尸体早就不存在了，要怎么进一步取证？

我请教了一些法医和研究儿童受虐案件的专家，他们告诉我，不管是尸体解剖或是什么新的检验方式，都无法有效区分自然的婴儿猝死综合征和人为制造的婴儿窒息死亡。那么，检察官是根据什么起诉玛莎有罪的？

在玛莎被起诉的消息公布后不久，我打了很多电话询问跟这个案件有关的人。每一个人都语气含糊，不愿详谈这件事。我答应不说出他们的真实姓名，终于有一位官员表示，玛莎谋杀8名亲生骨肉这个案子其实没有什么确凿的证据。1997年10月，由于《费城》（*Philadelphia*）杂志刊登的深度报

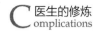
道中提出的案件疑点，法官决定重审此案，并要求费城的法医重新审阅以前的尸体解剖报告。然而，重新审阅也只能查看现有仅存的、粗陋的尸解报告（甚至有一份已遗失）、婴儿的死亡证明书和检方调查报告。从这些资料看来，医生并没有找到婴儿被谋杀的证据。他们看到的事实就是，一个家庭的 8 名婴儿先后猝死，身体上没有任何外伤的痕迹，但是每个婴儿死亡的现场都只有他们的母亲一个人在场，因此她还是有很大的嫌疑。

∞   ∞   ∞   ∞

以虐童事件为例，医学所能提供的证据通常是间接的。偶尔，医生的确可以在孩童身上找到直接的、让人信服的证据，像是香烟头烫伤的圆形痕迹，晾衣竿殴打造成的条形淤伤，还有脚面上大面积的烫伤或者整只脚都烫红烫烂，这显然是有人强行把孩子的脚压到滚烫的开水中造成的。

曾经有一回，我在急诊室看到一个两个月大、哭得撕心裂肺的男婴，他的整张小脸蛋都被严重烫伤了。婴儿的父亲说，他在为宝宝洗澡的时候不小心把水调得太烫了。但目前的烫伤是大面积成片的，并不像是意外烫伤，我们医护人员不由怀疑这个父亲虐待自己的孩子。我们把这个男婴送去做全身 X 光照片，结果发现，他的肋骨有 5 到 8 处骨折，小腿也骨折了，有些是以前就有的旧伤，有些则是刚刚受的伤。我们给这个男婴做了各种遗传病和胶原性疾病检验，想确定这些大范围的伤害是否是一些骨骼和代谢异常的疾病造成的，结果并不是。这个父亲虐待自己孩子的证据已经很充分了，于是法官将男婴与施虐的父母隔离。即使这样，从我们已经掌握的证据来看，仍无法证明施虐者究竟是男婴的父亲还是母亲。（经过警方的侦察和审讯，最终确定施暴者是父亲。陪审团建议法官判刑时从重量刑。）

但是，大多数虐童事件并不会留下如此明显的身体伤害痕迹。在决定是否将孩子送交给警方处理时，我们所掌握的判断依据通常是十分模糊的。波士顿儿童医院的医疗处置方针中就明确规定，婴儿如果有任何淤青、骨折或脸部创伤，都要视其为虐童事件的证据。不过，这些身体上的证据都没有什么意义，最后医生还是得听父母述说整个事件的发生过程。

几年前，我的女儿海蒂刚刚一岁，她在游戏间玩耍时突然发出了声嘶力竭的尖叫声。我和妻子立刻赶了过去，发现海蒂已经躺在地上，手肘和手腕中间有些弯曲，像多长了个关节似的。我们推测，她可能想爬上沙发床，但手臂被沙发床的横条卡住了，两岁大的哥哥威利没注意到，推了她一下，导致她的前臂折成两截。我们立刻送她到医院就诊，在医院里，至少有3个人问了我同一个问题："告诉我，到底发生了什么事？"我知道这很容易受到别人的怀疑——孩子手臂骨折，可没有证人能证明是怎么发生的。我也知道医生是想听听我们的描述是否有破绽，我自己碰上类似事件也是这么询问孩子的父母的。医生像警察一样问个不停，做父母的难免会感到烦躁，觉得自己又没有做错什么，为什么要面对这些质疑。即便医学已经有了突飞猛进的发展，仍然无法判定孩子受伤是由于意外还是虐待，因此详细的询问是目前主要的判断依据。

最终，医生们终于相信了我们的话，我们松了一口气。海蒂的手臂打上了粉红色的石膏，我们顺利地带她回家了。然而，我还是情不自禁地想，如果我不是医生，没有这样的社会地位，今天可能就不会这么顺利了。尽管医生想尽量客观地考量这个问题，考虑要不要请警察来看看，但还是不可避免地会把主观情感放入其中：如果孩子的父母是单亲，虐童的可能性要比一般父母高上一倍；经济条件差的父母施虐的概率则比一般父母高16倍；1/3有毒瘾的母亲会对孩子施暴或疏于照顾。难怪我们不得不认真衡量受虐儿童的家庭背景等基本资料。

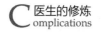
就玛莎这个案件来说，她的社会背景对她很有利：已婚，属于中等收入家庭，看起来精神正常。然而，她的 8 个婴儿全死了，这实在太不正常了。正如参与此案重审的一位检察官引述病理科医生常挂在口头的一句话所说："一个婴儿猝死是一桩悲剧，连续两个的话就太神奇了，三个？那简直就是谋杀！"

真相我们还不能确定，然而我们心中还有许多疑问，玛莎真的是凶手吗？匹兹堡的检察官提出了与前一位检察官相反的意见，他认为一个家庭中多次出现婴儿猝死综合征并不能证明这就是谋杀。但是，他也不得不承认，玛莎的 8 个孩子都死了，这样的死亡数字让她很难摆脱嫌疑。毕竟，专家认为，一个家庭内一旦发生婴儿猝死，这个家庭再度发生这种事件的概率会比较小。因此，如果一个家庭出现两桩婴儿猝死综合征的案例，就应该好好查查了。不过，这位检察官也指出，曾经有一个家庭出现了两例甚至三例原因不明的婴儿猝死综合征，但调查并没有发现任何谋杀的迹象。

从前，有些婴儿的确是因婴儿猝死综合征死亡，父母却被控谋杀。更令人感到无奈的是，我们对婴儿猝死综合征这种疾病并没有很深的了解。为了描述这种病症，我们可能会把很多种疾病联系在一起。也许，我们还可以证实一个家庭内的确有可能连续出现自然死亡的案例，毕竟少见不等于完全没有。

最后，警方以医学上的"证据"对玛莎进行审讯，她终于承认自己闷死了 4 个孩子。至于另外 4 个是怎么死的，她说她已经记不起来了。玛莎的律师立刻提出反驳，说这是诱使当事人承认犯罪，可信度低，而且证据不足。1999 年 6 月 28 日，玛莎拄着拐杖站在费城中级法院刑事及民事法庭上，法官判定她8项谋杀罪名成立。她72岁的丈夫坐在旁听席上，难以置信地摇着头。

结果，最让人信服的证据，不并非自科学，而是当事人亲口告诉我们的真相。

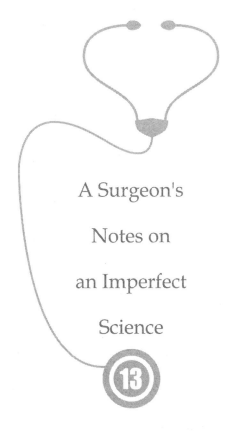

COMPLICATIONS

A Surgeon's

Notes on

an Imperfect

Science

⑬

医疗决定谁来做

　　你在生病的时候，必须做出明智的选择，知道什么时候该听别人的话，什么时候该坦率表达出自己的意见。即使选择不自己下决定，也应向医生问清楚。

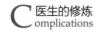
无可挽回的错误选择

手术的前一天，我第一次看到这个病人。第一眼看到他的时候，我还以为他已经死了。他叫费洛里，我看着他静静地躺在床上，双眼紧闭，床单拉到下巴，覆盖着他那干瘦的胸膛。如果你看到一个睡得很沉的人，即使是使用呼吸机的病人，你也不会产生这个人是不是死了的疑问。一般人在睡觉的时候会散发出生命的迹象——你可以从他手臂肌肉的弹性、嘴唇流畅的线条和皮肤的光泽看出来他是活着的。但是俯身轻拍费洛里肩膀的时候，我不禁倒吸了一口气，以为自己摸到死人了！这人脸色白得吓人，没有一点儿血色，而且脸颊、眼睛和太阳穴深深地凹了进去，脸皮紧绷，像戴了个面具。最令人感到奇怪的是，他的头半悬空着，后脑离枕头约有 5 厘米，看起来就像已经僵硬的尸体。

"费洛里先生？"我轻轻地叫了他一声。他睁开眼睛，漠然地看着我，没有任何语言，也没有任何动作。

那时，我刚刚成为一名外科住院医生，正在学习脑神经外科手术。费洛里是位癌症病人，他的癌细胞已经扩散到身体各处。他将要做手术切除脊椎上的肿瘤，科里的主治医生让我去找他的家属，请他们在《手术同意书》上签字。我说，好的。但是那一刻，看着这个奄奄一息的病人，我很怀疑我们是否应该为他做手术。

他的病历是这样写的：8个月前，他由于背痛去看医生。起初，医生没发现他有什么毛病，但3个月后，他感到疼痛难忍，于是医生为他做了全身扫描。结果一出来，真是太糟糕了——费洛里的肝、肠等都存在问题，到处都是肿瘤。这属于广泛性的癌症，而且无法治愈。

费洛里刚满60岁，在市政府工作多年。他患有糖尿病，偶尔还有心绞痛。我们看得出来他是假装很坚强——几年前，他永远地失去了妻子，从那之后就一直一个人过日子。他的病情恶化得很快，没有几个月就瘦了20多公斤，腹部的肿瘤越长越大，腿部也有水肿的现象。他疼痛难忍，已经无法去上班，必须全天24小时使用吗啡来减轻疼痛。他的儿子费林30来岁，搬过来和他一起住，方便照顾他。医生告诉他，也许他的生命只剩下几周了，但费洛里似乎并不相信，他甚至不停地说，要回去上班。

不久以后，他摔了几次跤，并且很严重。他的腿没来由地没了力气，而且还有大小便失禁的状况。他回到医院询问肿瘤科医生。扫描结果发现，这是由于癌细胞已经转移到了他的脊椎。肿瘤科医生建议他住院治疗，给他做了一次化疗，但没有什么效果。这时，他已经不能移动右腿了，下半身逐渐瘫痪。

现在他有两个选择。一个是接受脊椎肿瘤切除手术。不管是否手术，他的病都治不好了，顶多再活几个月。手术或许是遏止彻底瘫痪的最后办法，可以让他的腿和括约肌恢复一些力气。但是，手术的风险很大，我们必须打开他的胸腔，压塌他的肺，才能深入脊椎。对病人来说，复原的过程将是一条艰难而痛苦的漫漫长路。对他而言，情况就更糟了，他患有心脏病，要挺

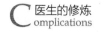
过这次手术，恢复正常生活，除非奇迹发生。

另外一个选择就是什么也不做，回家继续保守治疗，让他短暂的余生可以过得舒服一点。当然，行动不便和大小便失禁的问题会越来越严重，但他至少可以安静踏实地离去，在自己的床上离开这个世界，在挚爱的亲人的陪伴下走过人生最后一段路。

接下来要看他怎么选择了。

∽   ∽   ∽   ∽

在我看来，如今病人能够自己下决定，就是一个了不起的变化了。大概在 10 年以前，都是医生在做决定，病人只能照医生的话去做。医生不会问病人希望怎么样；也不会去了解病人优先考虑的是什么；有时还会对病人隐瞒一些重要资料，比如吃的是什么药、接受的是什么治疗以及诊断的依据；甚至会禁止病人翻阅自己的病历记录。医生说，病历并不属于病人。医生把病人当成一个孩子，认为病人过于脆弱而且头脑简单，不能直接面对事实，更不要说自己做决定了。病人也为此受到了不少伤害，以医疗器械维生，吃不想吃的药，勉强自己进手术室。如果他们能够选择，也许一切都会不一样。病人并未得到自己想要的结果。

我父亲说，从 20 世纪 70 年代开始到 80 年代中，如果有人去医院要求做输精管切除手术，他会先认真考虑，看看这个病人是不是非得做这个手术，同时再考虑一下是不是有其他更好的方法。如果病人未婚，或是已婚尚无子女，或年纪太轻，父亲通常会拒绝为病人做手术。现在回想起来，他并不确定自己当年的做法是对是错。如今，他不再考虑这么多了。甚至在这几年中，他没有拒绝过任何一个要求做输精管切除手术的病人。

如此可见，决定权已经由医生处转移到病人自己手中，这种转变的关键因素是 1984 年出版的一本书《医生与病人之间的沉默世界》（*The Silent World of Doctor and Patient*）。这本书影响很大，作者杰伊·凯茨（Jay Katz）是耶鲁毕业的医生，也是研究医疗理论的学者，他在书中对医生决定一切的传统做法提出了质疑与批判。凯茨医生认为病人可以自己决定要做什么、不做什么，而且这也应该由病人自己来决定。为了增强说服力，他列举了很多真实的故事。

其中的一个故事是伊雪的亲身经历。她很年轻，才 21 岁，就被诊断患了乳房癌。病人有两个选择：一是全部切除（移除整个胸部和腋下的淋巴结），另一个选择是做部分切除（只清除癌细胞并廓清腋下淋巴结）之后再进行放射线治疗。两者的存活率差不多，只是部分切除的话，可能会复发，最后还是要做全部切除。伊雪的医生想为她做全部切除，并把这个想法告诉了她。但是，在手术前的几天，医生产生了疑虑，想到伊雪这么年轻，做全部切除好像对她以后的生活不太好。于是，在手术前一晚，这个医生破例询问了伊雪的意见，告诉她有两种选择，让她自己做决定。伊雪小姐选择了部分切除这种保留乳房的手术。

之后，伊雪的故事引发了激烈的讨论。医生们一致认为不该让病人自己做决定。有个医生说："如果连医生都难以决定哪一种疗法对病人更好的话，病人又怎么选择得了呢？"但是，正如凯茨在书中说的，医疗决定牵涉到的不只是技术层面，还有病人的个人因素。对伊雪来说，什么是至关重要的呢？保留乳房还是免除复发的危机？没有一个医生可以肯定地回答这种问题，只有伊雪自己才能给出肯定的答案。但在这种情况下，医生通常会加以干涉，常常不征求病人的看法，自己就做了决定，而且这种决定常会受到金钱、职业偏见（如外科医生比较倾向动手术）和个人爱好的影响。

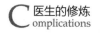
后来,医学院也认同了凯茨的观点。我上医学院的时候大概是1990年初,老师教导我们要把病人当作有自主权、能自己做决定的人。老师严厉地说:"你们是为病人服务的。"然而,现在仍然有很多传统的医生肆意妄为,想怎么做就怎么做,但是他们逐渐发现,病人已经有所转变,不再愿意听之任之。大部分医生都认真地把决定权交到了病人手里,把所有可选择的治疗方法和可能发生的风险通通告诉了病人;有些医生甚至拒绝给病人任何建议,就是担心给出的建议会影响病人做决定。病人自己提出疑问,自己上网查找资料,自己找专家征求意见,然后自己做决定。

事实上,事情并不像上面说的这么简单,通常病人也会做出错误的决定。但是,你看到病人做出的决定是错误的时候,能不管不顾、奉命行事吗?目前为止,医学的正规说法是,他们怎么决定,你就怎么做。无论怎样,身体的所有权是属于病人自己的。

∽　　　　　∽　　　　　∽　　　　　∽

费洛里想做手术。肿瘤科医生对这个决定并不赞同,于是把神经外科医生叫来一起商量。那天下午,神经外科医生跟费洛里父子进行了长时间的深入谈话。他费尽心思地告诉他们父子,这次手术的风险很大,而效果可能很有限。这个医生曾经告诉我,有时病人把医生的建议当耳边风。遇到这种病人时,就得把话说得难听一些,或者吓唬他们一下,像是术后可能肺部不好,必须时刻带着呼吸机,有可能中风,或者有生命危险等等。但费洛里还是无动于衷,坚持要做手术,医生只好帮他安排。

"费洛里先生,我是外科住院医生。我想跟您讨论一下明天的手术的细节,"我说,"您将接受的手术是胸椎椎体切除术和脊椎融合术。"他看着我,眼神空洞。"也就是说,我们将为您切除压迫到脊椎的肿瘤。"他依旧没有任何表情。"我们希望通过这次手术能改变您瘫痪的现状。"

他终于说话了："我没有瘫痪。是啊，手术就是这样的。我不会瘫痪的。"

我立刻道歉："对不起，我的意思是希望手术使您不会瘫痪。"他的左脚还可以稍稍活动一下，因此他认为自己并没有瘫痪。"我只是想请您在《手术同意书》上签字，这样我们明天才能为您进行手术。"

所谓的《手术同意书》（以下简称《同意书》）是近几年出现的产物。这种文件上面列出了所有可能的并发症，从轻微的过敏反应直到死亡。你一旦签了字，就表示同意冒着这一系列的风险进行手术。我认为病人看了这个文件后会更加了解这个手术。这也是一个检验病人真实想法的机会。

神经外科医生已经向他解释了所有手术细节，于是我便开门见山地说："我们希望您在这儿签字，确定您已经了解手术的风险性。"接着我又说："虽然您做手术是为了恢复身体原有的机能，但手术也可能会失败并致使您瘫痪。"我希望自己的语气听起来是坚定的而不是严厉的。"术后您可能会中风、心脏病发作，甚至可能死亡。"我把《同意书》和笔递给了他。

"谁说我会死？"他用颤抖的声音对我说，"这是我唯一的机会。而你却说，我可能会死？"

我呆住了，不知道要怎么回答。这时，费洛里的儿子费奇正好走进病房来，对我说他们还要考虑一下。他穿着皱巴巴的衣服，胡子也没刮，挺着个啤酒肚。我记得病历上写着，最近这位儿子曾对这次手术提出质疑，问我们这样孤注一掷地把所有希望寄托在这次手术上是否妥当。这时，费洛里气急败坏地对儿子吼道："你这个不孝子！你想害死我吗？你不是每时每刻都在给我打气吗？"他一把抢走我手中的《同意书》和笔，在签名栏上艰难地写

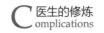
上自己的名字，字迹潦草到几乎难以辨识。在这种情况下，我和他儿子只能静静地站在一旁。

走出病房，费奇告诉我，他也不确定这么做是否正确。他母亲死于肺气肿，她在离开之前曾在特护病房躺了很长一段时间，靠呼吸机维持最后的生命。在那之后，他父亲一直强调，他不希望自己也有这么一天，苟延残喘地度过最后的时光。但现在看他如此坚决，做儿子的也不好反对。

∞   ∞   ∞   ∞

第二天，费洛里被推进手术室。麻醉后，我们让他面向左边侧躺。主刀医生沿着第八根肋骨边缘划了长长的一刀，从前面切到后面。然后，插入肋骨扩张器，再用拉钩把肺拉开。这时，脊柱就能看得清清楚楚了。我们看到第十节脊椎上长了个大小跟网球差不多的肉瘤，主刀医生接过手术刀，小心翼翼地把这颗肿瘤切开。经过几小时的奋战，肿瘤被清除得差不多了，只剩下嵌入脊椎骨的那部分。然后，他拿出一支修骨钳（一种像老虎钳的器械），认真而细致地把嵌入骨头的部分肿瘤一点一点地夹除，就好像水獭慢慢地啃咬树干一样，最后终于清除了整个肿瘤。他把脊椎重新固定好，再用一种像面团的树脂胶把脊椎上的缺口填补好。手术历时 4 个多小时，但费洛里脊椎上的肿瘤已经被彻底清除了。医生把手术切口缝合好，留出一个小切口，置入一条塑胶胸管。我们为他的肺充气，然后就把他推回特护病房。

从技术层面来说，这次手术堪称完美。但是，费洛里的肺功能一直没有恢复到正常水平，为此我们不得不为他装上呼吸机。之后的几天，他的肺逐渐硬化，并出现了纤维化，我们只好加大呼吸机的压力。我们给他服用了适量的镇静剂，让他好好休息，但他常常会惊醒，精神错乱，在床上焦躁不安。费奇很担心父亲，一直守在病榻旁。此时，X 光片上显示，费洛里的肺部损伤十分严重，甚至还出现了小型血栓。于是我们给他注入抗凝血剂，避免出现更多的血栓。后来，他又出现了出血的情况。出血速度并不快，但我们却查不出原因，只好每天为他输血。过了一周，他开始发高烧，而我们也查不出是哪里感染了。术后第九天，呼吸机的高压致使他的肺破了个小洞。我们不得不再次打开他的胸腔，插入管子，避免肺部萎陷更严重。为了让他活下去，我们使出浑身解数，医疗费用也十分惊人。然而，却没有收到预期的成效。费洛里躺在病床上，陷入昏迷，身上插满了管子，靠着呼吸机维持脆弱的生命。术后第 14 天，费奇告诉神经外科医生，决定放弃治疗。

神经外科医生把这个消息告诉了我，于是我去看费洛里。他住的那间特护病房共有 8 张床，摆成半圆形，中间是护士站。每一张床都由一个玻璃拉门隔开，隔音效果不错，而且护士还可以看到每个病人的情况。我和一个护士走到费洛里的病床边，我低下头来跟他说话。我不知道他是不是能听到我说话，无论怎样，我还是告诉他，我将拔除他的呼吸管。然后，我剪开固定呼吸管的医用胶带，抽出管子。他咳了两三下，眼睛微微睁开了一下，又闭上了。护士把他口中的痰吸干净。我关掉呼吸机。室内突然变得很安静，只有费洛里费力的呼吸声。我们看着他挣扎着，直到筋疲力尽。他的呼吸越来越缓慢，只是偶尔传出一两声痛苦的抽搐声，接着就是一片死寂。我把听诊器放在他的胸口上，他的心跳声越来越弱，然后慢慢地消失了。关掉呼吸机13 分钟后，我告诉护士，费洛里离开了，请她记录下死亡时间。

我不由地想，费洛里坚持手术的这个决定真的是错误的。我之所以这么说，不是因为他的死状凄惨、恐怖。好的决定可能收到很差的效果（有时，病人不得不冒这个险），而错误的决定也有可能收到好的效果（运气要比真理来得重要，我们医生常把这句话挂在嘴上）。我认为费洛里的决定是错的，原因在于他的选择和他最大的利益——即他内心真正想要的相违背。我们都

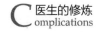
很清楚他是多么渴望活下去。为了活下去，他宁愿冒险，即使拼上性命也在所不惜。但是，我们向他解释过，这个手术不一定能帮他活下去，顶多就是在他短暂的余生里，让他的下半身有一点活动的可能性；而手术的代价却是惊人的，他甚至可能因此丢掉性命。但他却没把我们的话放在心上，他似乎认为治好瘫痪，死神就离他远去了。费洛里看自己妻子走得那么痛苦，不愿走上她的老路，最终做了这个不明智的选择。

难道是我们告诉他有手术这个选择错了吗？现代医学的规则要求我们重视病人的自主权，密切配合他们的要求。但是，很多时候我们还是得引导病人，告诉他们怎么做才是最好的。

这种建议正确与否很难说。病人完全可以怀疑医生的说法，但好医生也不会眼睁睁地看着病人做出错误或伤害自己的决定而不闻不问，尤其是在病人的决定和愿望相悖的时候。

∞   ∞   ∞   ∞

记得在实习的最初几周，我在普通外科病房照顾一个50来岁的女病人，我们都叫她玛姬。玛姬两天前腹部刚动过一个大手术，伤口很长，从肚子的一边延伸到另一边。我们为她挂了点滴，以补充水分并止痛。她恢复的情况还算稳定，但就是不肯下床走路。我告诉她，要多下床走走，这样对身体恢复比较好，得肺炎的可能性会降低，也不会形成腿部静脉栓塞等。可无论我怎么说，她就是一意孤行。她说她很累，不想动。我问她了解这样做的严重后果吗，她说她知道，她就想躺着休息，让我不要烦她了。

那天下午巡房时，总住院医生妮可问我，病人下床走动了吗？我说，还没有，她就是不肯下床。妮可医生说，这个病人没有理由这样固执，然后快步走向她的病房。妮可医生在玛姬的身旁坐下，像老朋友一样亲切地跟她聊着天，寒暄了一番，然后握住她的手说："现在下床走走看吧。"玛姬一骨碌就起来了，她拖着腿，慢慢地走到椅子边，坐了下去，说："原来也挺容易的嘛。"

之后，我正式成为住院医生，开始了外科医生的学习旅程。我本来以为我要学的只是外科手术中的技术、技巧以及如何诊断。而事实上，要学的远不只这些，我还要学习如何跟病人交流，怎么跟他们讨论各种决定——这可并非易事，也需要技巧。

谁选择，谁负责

假设你是一名医生，自己开了一家诊所，狭窄的检查室里，灯光白晃晃的，墙上挂着一张人体解剖图，柜台上放着一副乳胶手套。这里最主要的陈设品就是一张皮面的、冷冰冰的检查台。你正在为一个 40 多岁的女病人做检查。她有两个孩子，开了一家律师事务所。她穿着一件纸一样薄的检查袍，努力使自己看起来镇定。她的乳房摸起来没有肿块，也没有发现异常。她在来这里之前做过乳房 X 光照片，放射科的报告结果是："左侧乳房左上 1/4 处的一些细胞有钙化现象，这种状况在前一次检查中并不明显。请考虑用切片检查来排除恶性肿瘤的可能性。"说白了就是：状况很紧急，疑似乳癌。

你要把这个结论告诉病人。你说，根据检查结果，她应该做乳房切片检查。她不屑地"哼"了一声，并发起牢骚："每一次做检查，你们总会找各种理由让我做切片。"在过去的 5 年里，她的 3 次乳房 X 光照片都有"可疑"的钙化现象，每次医生都把她推进手术室，切下部分组织。但是，病理科医生拿显微镜一看，全都是良性的。她说："你们太过分了。这次又说什么成群钙化，结果最后检查肯定还是良性的。"她停顿了一下，最后坚决地说：

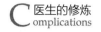
"我不打算再做一次切片。"她从检查台上下来，走进更衣室换了衣服。

你就放任她这样离去吗？毕竟，她已经是个成年人了，可以自己做决定。而且，切片检查也不是件小事。因为做过多次切片检查，她的左侧乳房有几道疤，有一道甚至长达七八厘米，而且由于取出了很多组织，她左侧的乳房看起来比右侧的乳房要小一些。的确，有些医生很爱做切片检查，动不动就取出病人的乳房组织看看。所以，病人有理由请医生解释清楚，或者在听取多方意见后再做决定。

但是，现在这个病人乳房的钙化现象很明显。虽然有些不是乳癌细胞，但这通常是早期乳癌的征兆，是初期阶段的话，还能治好。如果病人不加考虑就做了决定，决定很有可能是错误的。如果代价很大，没有任何补救的余地，医生是不会无动于衷的，他们往往会干预病人的决定。

因此，阻止她吧。你的病人马上就要走出检查室了。你可以阻止她，告诉她如果她就这么离开的话可能会后悔，把癌症的严重后果讲给她听，并告诉她前三次乳房切片没查出异常，并不表示第四次是正常的。尽管你可能会失去这个病人，但也要给她一个认真周全考虑这件事的机会——这才是你的目的，而不是要告诉病人她做的决定是错误的。

我看过很多优秀的医生是这么做的：他们不是立刻上前阻止病人，而是给病人一段时间，让病人先穿好衣服。随后，他们请病人到办公室去，再跟她们细谈。与冷冰冰的检查室相比，办公室要舒适多了，有些办公室还铺了地毯。这些医生不会坐在大大的橡木桌后，一副我是老大的样子，他们通常会拉张椅子坐在病人旁边。有个外科教授告诉我，如果你平等地对待病人，在病人眼里你就不再是高傲自大、难以接近的大医生，他们就不会有太强烈的被强迫感，心态也会比较平和，认为你是真心为他们着想。

这时，大多医生不会滔滔不绝地讲述自己的看法。有的医生甚至会再重复一遍病人的话，就好像是背课文一般逐字逐句地复述一遍："我理解你的想法。每次你来我们这里做检查，我们都要为你做切片。即使切片检查没有发现问题，下一次我们还是会要求你再做切片检查。"接着，很多医生都不会再说什么了，而是等着病人提出疑问。无论你认为这是阴谋也好，责任也罢，这么做终究有些用处。病人觉得医生这样做给了他们表达自己心声的机会，可以使医生了解他们真正的想法。一般这个时候，他们都会提出自己内心的疑问，然后，她们大多会被我们说服。到这时，就好办多了。

但是，还是有些病人会很固执。医生如果遇到这种情况，知道病人一意孤行会有生命危险，就会另谋他略，比如转变说话方式，像是说"我们请放射科医生过来，听听他有什么意见"，或者"请你的家人进来一起商量，好吗"。同时，他们会给病人一些时间去考虑。很多病人经过仔细衡量后，便会改变心意。有时医生还会利用一些更高明的技巧。我曾目睹一个医生劝说一个心脏病患者戒烟的案例。病人不答应戒烟，他顿时沉默不语，以此来表示他失望的心情，整整一分钟的时间不说一句话，这时大多数病人还是会按照医生的建议去做。

∽　　　　∽　　　　∽　　　　∽

如果你认为这是医生控制病人的方法，那么你就大错特错了。当你看到病人把决定权交给医生的时候，这其中掺杂的因素太复杂了，并不像表面看起来那么简单。病人虽然拥有自主权，但事实是，病人通常不会接受我们给他这个决定权。换句话说，病人会因为他们的自主权受到尊重而感到开心，但他们也很乐意把选择的权利交给医生，放弃选择的权利，他们更希望别人帮他们做决定。有一项调查研究表明，64% 的人表示，如果自己得了癌症，他们希望可以自己选择治疗方式；但是真正得了癌症的人中只有 12% 希望

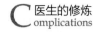
由自己做决定。

最近，我真正体会到为什么大多数人会把权利交给医生。我的第三个孩子温妮早产了 5 个星期，出生时体重才 1.8 公斤。她回家的一周后，一天早上，不知什么原因，哭闹得特别厉害，而且不停地流鼻涕。吃完奶 30 分钟后，她的呼吸突然变得急促，而且每次呼吸都伴有小小的"呼噜"声，接着突然没了呼吸声。我太太惊惶失措，赶紧把她摇醒。醒了之后，她又开始呼吸，但是谨慎起见，我们还是立马把她送去医院。

15 分钟后，我们到了急诊室。温妮戴上氧气面罩，但情况依然没有什么好转，她的呼吸频率每分钟超过了 60 次，而且费尽了力气，庆幸的是血氧饱和度还算正常，可以自己呼吸。医生不能确定到底是什么原因引起的，可能是心脏问题、细菌感染或者是病毒。医护人员为她照了 X 光片，做了血液和尿液检验，还做了心电图，抽取了脊髓。他们怀疑这是常见的呼吸道病毒感染引起的，由于早产，肺太小而且发育不成熟，温妮无法抵抗一般性的病毒，但病毒检测的结果还得等一两天才能出来，于是医生安排她住进小儿特护病房。当晚，她出现了几次呼吸骤停，最长一次达 60 秒之久，心跳越来越慢，脸色苍白，安静得可怕。

这时我们不得不做出选择，要为她插管、装上呼吸机吗？还是再观察一段时间，看她是否能够自己挺过来？这两种选择都存在风险。然而，如果现在不给她插管，她可能会马上陷入昏迷，说不定哪次呼吸暂停后，她就再也醒不过来了。因此，医生决定帮她做紧急插管。但是要为这么小的婴儿做紧急插管并非易事，万一有个闪失怎么办？另外，如果呼吸管插错位置，也会造成大脑损伤或缺氧致死。虽然这种可怕的情况发生概率很小，但并不是没有可能，我就亲眼目睹过这样的悲剧。不到万不得已，医生是不会想为病人装上呼吸机的，特别是这么小的婴儿。使用呼吸机会对病人造成伤害或影响，比如肺炎或肺穿孔，这种事时常发生。每一个使用过呼吸机的病人都可以告诉你那是一种什么感觉：空气被巨大的压力推进和抽出你的身体，让人极不舒服，而且嘴巴酸痛、嘴唇干裂。你可以为病人注射适量的镇静剂，但这样会带来一些并发症。

现在的问题是，谁来做这个决定呢？基于各种因素，由我来下这个决定最合适。我是孩子的父亲，我比任何一个医护人员都关心这样做会有怎样的代价；我也是医生，因此我了解其中的各种风险。

然而，当负责治疗温妮的医疗小组来找我商量，让我决定到底是否要为温妮插管时，我倒希望由他们来做决定。我把决定权交给了我不认识的医生。研究医学伦理的卡兹医生等人认为这种表现是"幼稚的退化"。在我看来，这样的指责实在过于苛刻，毫无人情味。未知的情况太多了，如果我的决定是错误的，我该如何承受这错误所带来的后果？即使我的决定是正确的，可万一出了闪失，我这一辈子都不能原谅自己。有人认为，病人应该自己负起做决定的责任。但是，我需要温妮的医生来为我承担这个责任，不管结果是好是坏，他们都承受得了。

医生最终还是决定不给温妮使用呼吸机。说完，这群疲惫的、脖子上挂着听诊器的医生们便拖着沉重的脚步去看下一位小病人了。但是，让人不安的问题仍然存在，我希望做出的决定对温妮是最好的，但我却放弃了自主选择权，这样做到底对不对呢？

密歇根大学的法学和医学教授卡尔·施耐德（Carl Schneider）最近出版了《医学中的自主权》（*The Practice of Autonomy*）一书。他分析了很多有关医疗决定的研究和资料，甚至对病人的回忆录进行了系统分析。他发现，人在生病的时候往往因为身体状况不佳、精神疲惫、容易生气、心烦意乱或情

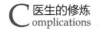
绪消沉而很难做出正确的决定。通常，他们心里只想着早日消除眼下的疼痛、恶心和疲倦，几乎没有多余的心思去考虑怎么做决定。我深有同感。即使我不是病人，作为家属的我只能坐在一边看着温妮，忧心忡忡，我也没有充足的精神去好好衡量每一种选择的利弊。

施耐德发现，医生在情感上会比较冷静，能理性地看待所有不确定的事情，不会因为恐惧或感情用事而歪曲事实。这是他们的职业性造成的，他们接受过专业训练，了解如何才能做出更好的决定，除此之外，他们还能集思广益。他们的标准来源于学术文献和精良的训练，还有重要的相关经验。虽然我也是医生，但对于温妮这种特殊的病症，与温妮的医生相比，我的经验太微薄了。

虽然温妮恢复得很慢，但总体趋势还是好的，不必装上呼吸机。曾经有一次，在转到普通病房还不到 24 小时的时候，她的病情突然恶化，医生赶紧又把她送回了特护病房。温妮在特护病房又住了 10 天，然后，在住院两周后，终于安然回家了。

∽   ∽   ∽   ∽

行医有行医的艺术，生病也有生病的艺术。你生病的时候，必须保持理智，知道什么时候该听取别人的意见，什么时候该表达出自己的看法；即使选择不自己做决定，也应该向医生问清楚事情的来龙去脉。我可以把所有事情交给温妮的医生处理，但我一定要他们说明，万一温妮陷入昏迷，他们要如何处理；后来，我担心他们给她吃得太少，因为一周下来，她吃的奶少得可怜，于是我找到医生，要求他们给我一个解释；在住院第 11 天，他们把她的心脏监护仪撤了，我又变得紧张不安，找到医生问他这样做的原因。我知道我这个人有时候很固执，还爱钻牛角尖，但是，事关我女儿的生命，我不得不一再小心。

一般人会认为，只要做好你能做的，也考虑到医生及护士的立场，不要只是一味地被牵着鼻子走，也不要逼人太甚，这样就行了。但问题仍然存在，如果医生和病人都做出了错误的决定，那该怎么办呢？我们希望找到一些规定，但现在人们几乎已经认定，病人就是最终的决定者。然而这样一个死板的法则并不适用于现实中医生与病人的关系，也与医疗系统格格不入。在现实的医疗世界里，可能有 100 件事必须马上做决定。以孕妇生产为例，医生该给产妇注射荷尔蒙刺激宫缩吗？该做无痛分娩吗？如果要做，那该什么时候做呢？需要使用抗生素吗？血压该多久量一次？该用产钳吗？如果生产过程不顺利，半天生不出来，该做剖腹产吗？这些问题不该全部由医生决定，但是也不该都由病人决定，而应该由医生和病人双方共同协商来决定。

很多医疗伦理专家错误地把病人的自主权当作了医学的规范。施耐德发现，病人最希望的并不是从医生处获得自主权，而是看到他们的能力，感受到他们亲切的态度。亲切感通常包括尊重病人的自主权，保证他们自己做重大决定的权利，另一方面，在病人不想做决定的时候，我们要为他们承担做决定这个沉重的责任，或是引导病人选择正确的方向。即使是病人自己做的决定，我们有时也不得不提出一些意见，比如让病人接受令他们不安的手术或治疗，或是要他们放弃一些执迷不悟的想法。现代医学不断发展，技术日新月异，真正的考验已不再单单是祛除病人的病痛，而是医生能否以将心比心的态度提供热情亲切的服务。

∽ ∽ ∽ ∽

在实习期间，还有一个病例令我记忆深刻。病人名叫吉恩，快 40 岁了，体格健壮，头发稀疏，少言寡语，不善交际。他说话的声音很小，让人听起来很费劲。我想他应该是会计师或是电脑工程师之类的，一般独自工作。他因为胆囊严重感染要进行手术，并办理了住院手续。每次我去看他，他总是一副若无其事的样子，从来不问任何问题。他好像迫不及待地想要出院。

周六傍晚，大概是手术后的第三天，负责照顾他的病房护士叫我，告诉我他高烧不退，呼吸困难，看起来情况不太好。

我赶到他的病房，发现他汗如雨下，满脸通红，眼神空洞。他坐在床上，身子向前倾，粗壮的手臂支撑着身体，上气不接下气。他已经戴上了氧气面罩，氧气的流量也调到了最大，但是仪器仍然显示他的血氧饱和度不足。他的心跳过快，每分钟超过了100次，血压也大大低于正常值。

他妻子是个身材瘦小、皮肤白皙的女人，有着一头又长又直的黑发。她站在病床旁边，双手交叉抱着自己，身子不停地前后摇晃。我给吉恩做了各项检查，并请护士为他打上点滴。我尽量表现得很自信。之后，我在病房外的走廊呼叫总住院医生妮可，请她过来查看病人的病情。

妮可医生回应了我的呼叫，我向她报告了细节。我说，这个病人可能得了败血症①。如果在腹部手术后出现败血症，一般是由伤口感染引起的。但是，他的伤口愈合得很好，没有红肿，也没有异常的疼痛。我用听诊器一听，他的肺部声音很大，就好像是洗衣机在运转。也许这是肺炎造成的？

妮可医生立刻赶了过来。她才30岁出头，身材高挑，有1.8米左右，一头利落的短发，总是精力充沛、锐气逼人。她看了吉恩一眼，然后悄悄告诉护士，让她去准备一套插管器械。我已经为病人注射了抗生素，因此血压稍有改善，但他仍然呼吸困难。妮可医生走到病人身边，把手放在他的肩膀

---

① 有时细菌进入血液会引发全身性的炎症反应，如高烧、周边血管扩张、皮肤通红、血压下降、心跳过速。——译者注

上，问他："你还好吗？"他很久才回答道："我很好。"这个时候问这种问题太可笑了，病人的回答明显是假话，但是却为他们起了个话头。妮可医生向他解释了一下现在的情况：败血症，可能是肺炎引起的，而且还可能迅速恶化。她说，抗生素应该可以解决问题，但需要时间和体力，而他已经体力衰竭了。为了帮他挺过去，她决定为他插管，装上呼吸机。

"不要！"他努力呼吸着，坐了起来。"不要……我不要……机器。"总医生向他解释道，时间不会很久，只是暂时性的，也许两三天就够了。我们也会为他注射适量的镇静剂，尽可能让他舒服一点。她希望他能明白这一点，没有呼吸机，他就会没命。

他还是摇头："不要……我不装机器！"

我们很清楚，这明显是个错误的决定。也许病人是因为恐惧或是不理解才会做出这样的决定。如今科技那么发达，先进的药物和精密的设备可以使他摆脱生命危险。他还年轻，之前健康状况一直很好，有妻子，还有一个孩子。显然，他也考虑过这些问题，否则一开始就不会接受胆囊手术。我们认为，如果不是过于恐惧，他应该会接受我们的治疗。难道为了尊重病人的选择，我们就该这样见死不救吗？

妮可医生看着吉恩的妻子，她已经六神无主了。为了说服吉恩，妮可医生决定问问他的妻子，她想要怎么办。她号啕大哭，说："我不知道！我不知道！你们不能救他吗？"看起来她快要崩溃了，于是我们扶她离开病房。接下来的几分钟里，妮可医生费尽心思地劝说吉恩，可依旧毫无进展。她只得暂时离开，并打电话给轮休的主治医生，之后又回到了吉恩的病房。没多久，吉恩就体力衰竭了。他身体后仰，脸色苍白，一绺绺湿湿的头发黏在头皮上，氧气浓度不断下降。他闭上了眼睛，慢慢地陷入昏迷。

不能再拖下去了。妮可医生把床头放低，让吉恩平躺，然后叫护士为他注射镇静剂。她不停有规律地挤压氧气罩的气囊，把氧气送入他的肺部。我把插管器械递给她。那透明的、长长的塑胶呼吸管一下子就插进了他的气管。之后，我们把吉恩推进电梯，送到楼下的特护病房。

然后，我去找他妻子，向她说明吉恩已经装上呼吸机了，现在正在特护病房。她没有说什么，直接就去特护病房看她丈夫了。

在接下来的 24 小时里，吉恩的肺部功能恢复得很快。我们减少了镇静剂的量，撤除了呼吸机，让他自己呼吸。没多久，他醒来了，睁开双眼，嘴里还插着一根呼吸管。他没有挣扎。

我问他："我现在帮你拔管，可以吗？"他点了点头。我剪开固定呼吸管的胶带，让气囊逐渐扁平。然后拔除管子。他猛咳了几下。我告诉他："你得了肺炎，但是现在已经好了。"

我静静地站在他的旁边，想知道他现在感觉如何。他用力吞下唾液，可能由于嗓子还觉得痛，所以眉头紧锁。之后，他看着我，用坚定而沙哑的声音对我说："谢谢。"

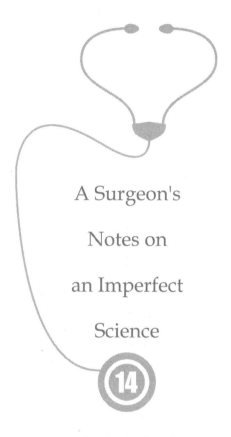

COMPLICATIONS

A Surgeon's

Notes on

an Imperfect

Science

⑭

成功会有时

　　引起坏死性筋膜炎的细菌会长驱直入，侵入深层肌肤，随即在筋膜处大肆破坏，所有的软组织无一幸免。在刚发现的时候就进行彻底的清创手术，患者才有存活的机会。

不可思议的预感

一天下午，我在一位外科教授的诊所里帮忙。突然，我发现他对病人说了无数次的"我不知道"。我们本不应该说出这四个字的，我们本应该知道答案的，我们也想找到问题的关键之处。然而那天上门看诊的病人，大部分都听到教授说"我不知道"。

一个两周前做过疝气修补手术的病人问教授："我伤口周围为什么会感觉痛？"还有一个在一个月前做过胃绕道手术的病人问："我的体重为什么还没减下来？"另一个胰脏长了颗很大的恶性肿瘤的病人这样问教授："医生，你可以帮我切掉它吗？"

面对这些问题，教授一律回答说："我不知道。"

但其实，医生心里还是清楚该怎么做的。比如，他可以对第一个病人说："一周内再回来复诊，看看疼痛是否有所缓解。"对做了胃绕道手术的那个病人说："没事。手术效果没有那么快，你一个月之内再来复诊。"至于第三个病人，可以说："我们会想办法尽力切除的。"但是，另一个外科医生对此持有不同的意见，他说，根据扫描结果来看，这个肿瘤手术应该很复杂，很可能会白忙一场，而且风险系数很高。教授本人也觉得成功的概率比较小，但考虑到病人的具体情况（她才 40 多岁，孩子还小），在跟病人商量之后，最终决定为她进行肿瘤切除术。

医学中最常遇到的瓶颈就是不确定性。病人因为无法确定病症而备受煎熬，医生也由于不能确诊而左右为难，医疗费用因而节节攀升，高得令人震惊，这也为社会带来了沉重的负担。大多数人可能认为，如今我们对疾病的诊断与治疗方法都有相当透彻的了解，所以他们常常忽视不确定性引发的问题，也不知道它有多么深远的影响。然而，从医之后，你会发现，治疗中最大的挑战就是病症的未知性，而非如何去治疗。医学的本质就是不确定性。面对不确定性要如何去做，就要看医生和病人的智慧了。

∽   ∽   ∽   ∽

下面这个故事讲的就是在不确定的情况下不得不做的决定。

6 月的一个星期二，下午 2 点，我在急诊室值班。按规定，住院医生必须在急诊室锻炼至少 7 周时间。我刚为一个胆囊发炎的病人办完住院手续，正想去吃午饭，又被急诊科医生叫住了，他要我去检查一个病人的状况。病人名叫爱丽丝，23 岁，一条腿又红又肿。他说："可能是蜂窝组织炎（一种单纯的皮肤感染），但感染情况非常严重。"他已经为她打上点滴，注射了抗生素，同时让她入院治疗。他要我确定一下有没有进行外科处理的必要，比如是否需要处理化脓情况，等等。"你不介意帮忙看一下吧？"我无奈地应了一声："噢，当然不介意。"

她在急诊室里面的观察区。这里是单独隔出来的病房，相对比较安静，她暂时在这里打抗生素，等到楼上的病房有空床的时候，就可以搬上去了。这里总共有 9 张病床，排成半圆形，病床之间都隔着薄薄的蓝色布帘。她被安排在第一床。她看起来比较健康，体格健壮，金发扎成一个马尾，手上涂着金色的指甲油。这个女孩看上去只有十几岁，目不转睛地盯着电视。这么看来，她的情况似乎不用太担心。她躺在床上，很舒服的样子，床头被摇了上来，被单盖到腰部。我看了看她的病历：各项指标较稳定，没有发烧，没有任何大病病史。我走到她的身边，向她做自我介绍："你好，我是葛文德医生，这里的外科住院医生。你感觉怎么样？"

她看上去很困惑，而且有点害怕："你是外科的？"我安慰她说，急诊科医生只是"为了以防万一"，所以叫我来查看一下她是否得了单纯的蜂窝组织炎，确定一下没有其他的问题。我问了她几个问题，并查看了一下她的腿，然后要她对我讲讲事情的来龙去脉。她停顿了一下，似乎在思考要如何开口，接着叹了一口气，然后一五一十地把事情原委告诉了我。

∽   ∽   ∽   ∽

她上周末参加了亲友的婚礼，前一天暂住在她父母家。她父母住在康涅狄格州的哈特福德，她大学毕业以前都跟他们住在一起，一年前毕业后，她就和几个朋友搬到波士顿住，她在那里的一家律师事务所做行政工作。婚礼盛大隆重，她玩得很开心，光脚跳了一整晚的舞。第二天一早醒来，她觉得左脚很痛。由于穿着夹脚凉鞋，她脚上的皮肤擦伤了，长了好几个水泡，现在水泡附近的皮肤又红又肿。起初，她并不在意，只是让爸爸帮忙看了一下，她爸爸说，看起来像是被蜜蜂蜇了或是被人踩到了。那天下午，男友开车送她回波士顿时，她开始觉得脚疼得要死。脚上的红色面积越来越大，那晚她一直在颤抖、冒冷汗，发烧到了 39.4℃。每隔几个小时她就服用一次退烧药，一段时间后烧退了，然而脚还是疼痛难忍。到了早上，连小腿以下都全红了，脚也肿了，连运动鞋都穿不进去。

那天下午，她室友扶着她的肩膀，一瘸一拐地来到医院。医生诊断她得的是蜂窝组织炎。这是一种常见的皮肤感染病，就是细菌通过割伤或刺伤的伤口、水泡等越过你的皮肤防线，深入你的组织，引起发炎。你的皮肤会红肿发热，同时还伴有疼痛，让你觉得很不舒服；这时你通常会发烧，同时感染会在皮肤上扩散——爱丽丝正是这种情况。医生为她照了 X 光，确定里面的骨头并没有受损，于是去门诊为她做了抗生素静脉注射，帮她打了破伤风针，并开了一星期的抗生素药给她。一般的蜂窝组织炎这么做就完全可以治好，但医生还是提醒她，不能保证痊愈。医生用一支黑色签字笔在她的小腿上做了记号，沿着红色部位的边缘画了一圈，然后告诉她，如果红色范围超过了这条线，就打电话到医院，另外，明天她还需要回医院复查。

结果，第二天早上醒来，爱丽丝发现红色面积已经越过黑线了，甚至大腿也开始出现红肿，而且痛得更厉害了。她打电话给医生，医生让她马上去急诊，并告诉她，她需要挂点滴注射抗生素，所以必须住院。

∞   ∞   ∞   ∞

我问爱丽丝，脚流脓吗？她说没有。皮肤有没有溃烂的伤口？没有。皮肤有没有臭味或变黑？没有。另外，她在两天前退烧后就再也没有发过烧了。这些信息不断在我脑子里徘徊，所有症状都表明她得的是蜂窝组织炎。但我突然想起了一件事，心头顿时为之一震。

我问爱丽丝，可不可以看看她的脚？她拉开床单。她的右脚看起来没有任何问题，而左脚又红又肿——火苗一样的红疹从脚掌延伸至脚踝，再到小腿，越过昨天的黑色签字笔记号，直到膝盖，还有一长条红疹深入她的大腿内侧。红疹边缘有凸起，皮肤通红，而且一碰就疼得不行。她脚上的水泡很小，旁边有些淤青，脚趾看起来很正常，活动自如，她动了动给我看。脚部看着情况还算不错，没有溃烂，没有感染，但整个左脚移动起来很困难，膝

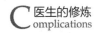
盖以下部位严重水肿。

一切客观因素都表明，她的脚的确得了蜂窝组织炎，注射抗生素治疗就可以了，但另一个想法一直在我心中挥之不去，让我坐立不安。即使这种猜测并没有什么根据，但是我由于亲身经历过，仍然感到紧张不安。

∞　　　　∞　　　　∞　　　　∞

医疗决定应该是根据具体的情况和明确的依据做出的，但是几周前的一个病人令我终生难忘。他 58 岁，健康状况一直不错，不久前摔了一跤，导致胸部左侧、手臂下方有一些擦伤。他先去附近的社区医院做了检查，发现胸部附近出现了一小块红疹。医生诊断为蜂窝组织炎，于是开了一些抗生素给他吃。当晚，红疹面积就扩大了一倍。第二天早上，他开始发烧到38.8℃。他回到社区医院的急诊部时，红疹处的皮肤已经毫无知觉，并且长出了很多小水泡，很快出现休克。社区医院立刻把他转到我们医院，我们马上把他推入手术室。

这个病人得的不是蜂窝组织炎，而是一种极为罕见、令人闻风丧胆的感染性疾病——坏死性筋膜炎。有些小报曾报道说，这是由一种"噬肉菌"引起的疾病，这种说法其实很贴切。我们切开病人的皮肤，不禁吓了一跳，感染的范围很大，而且情况相当危急，比外表看起来要严重多了。他胸部左侧的肌肉，从前到后，上至肩膀下到腹部，全都因为细菌感染而变软，呈现出灰色，而且发出恶臭。这一大片肌肉必须马上切除。第一天的手术中，我们甚至把他肋骨间的肌肉也切了下来。第二天，我们不得不给他截肢，切除他的左手臂。我们一直以为，这至少可以保住他的性命。他退烧之后，整形外科医生用其他部位的肌肉和人造皮肤为他重建胸腔和腹壁。然而，他的肾脏、肺脏、肝脏和心脏逐渐衰竭，最终不治身亡。这是我参与过的最恐怖的一个病例。

我们已经知道坏死性筋膜炎的残暴程度，它总是来势汹汹，会迅速占领并破坏身体组织。这种感染的死亡率高达 70%，没有任何一种抗生素可以应付。没有人知道造成坏死性筋膜炎的这些细菌是怎么生成的。坏死性筋膜炎与蜂窝组织炎相似，也是由于细菌侵入皮肤伤口而引起的，与伤口大小无关，大到手术伤口、小到皮肤的轻微擦伤都可能引发感染。（据文献记载，臀部或膝盖被地毯擦伤、蚊虫叮咬、手臂刺伤、纸片割伤、抽血、被牙签刺伤，甚至水痘的伤口都曾引发坏死性筋膜炎；在很多情况中，医生连伤口都没有找到。）如果是蜂窝组织炎，细菌入侵的范围只限于皮肤，而造成坏死性筋膜炎的细菌则会一直深入深层肌肤，随即在筋膜处大肆破坏所有的软组织（如脂肪、肌肉、结缔组织等）。如果发现得早并进行彻底的清创手术，还有存活的机会，但是病人通常要付出截肢的代价。要保命就必须尽早手术，等到休克、昏迷、全身长满水泡这些可怕的事情发生时就晚了，这表示细菌已经开始破坏深层组织了。

∞　　　　∞　　　　∞　　　　∞

我站在爱丽丝的病床旁，弯下腰仔细查看她的腿。一想到坏死性筋膜炎一直徘徊在我脑海里，我就觉得好笑——这跟判定埃博拉病毒 [1] 入侵我们医院没有什么区别。的确，坏死性筋膜炎早期看起来与蜂窝组织炎相似，皮肤红肿，发烧，白血球数也特别高，但是它出现的概率太低了。我不禁想起医学院流传的一句老话：如果你在得州听见了蹄声，那一定是马，而不是斑马。美国每年坏死性筋膜炎的病例差不多只有 1 000 例，一般都发生在老年人或慢性病患者的身上，而蜂窝组织炎的病例每年却超过 300 万例。我知道，自己是被最近出现的一种罕见病例影响了。如果有种简单的检查可以判定是蜂窝组织炎还是坏死性筋膜炎就好了，可惜没有。唯一能鉴定它们的方式就是动手术，切开皮肤看一看。然而，我们不能轻易向病人提出这样的建议。

① 当今世界上最致命的病毒，传染性强，死亡率高达 90%。——译者注

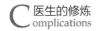
但是，此时此刻，站在爱丽丝身边的我，不禁还是做了最坏的打算。

我帮爱丽丝盖好床单，说："我出去一下，一会儿就回来。"我在外面找到一部电话，并确定爱丽丝不会听到我的声音，然后呼叫值班的外科医生史丹尼。他从手术室回复了我的呼叫，我迅速将爱丽丝的大致情况向他描述了一番，并告诉他，病人可能得的是蜂窝组织炎，但也有可能是坏死性筋膜炎。

他听了之后，沉默不语，半晌，开口问道："你没开玩笑吧？"

"我很认真。"我直截了当，毫不含糊。我听到他嘀咕了两句，"该死的细菌！"然后说，他马上过来。

我挂断电话，回过头，看到了爱丽丝的父亲。他大约 50 来岁，原本棕色的头发已经白了一大半，手里拿着给女儿买的三明治和汽水。他今天一大早从哈特福德开车过来，一整天都待在女儿身边。我去看爱丽丝的时候，他刚好出去买午饭。我看他手里拿着食物，便告诉他不可以给爱丽丝吃东西或者喝饮料。他听我这么说，不由得紧张起来，他知道我们要求病人在手术之前不可以进食。我请他别紧张，告诉他这只是"例行检查"，等我们确诊之后，病人就可以照常进食了。但是，看到史丹尼医生一身手术服踏进病房的时候，他的脸上又蒙上了恐惧的阴影。

史丹尼医生又问了一遍爱丽丝病发的经过，然后掀开床单，查看她的腿的情况。但是他似乎并没有看出任何不妥。我们私下研究的时候，他对我说，在他看来这只是"严重的蜂窝组织炎"。但是，他也不能百分百肯定这绝对不是坏死性筋膜炎。医学的规则是，选择不做什么——如不让病人做检验、不给病人注射抗生素、不进行手术——往往比较难，选择做什么反而要容易得多。一旦你想到某种可能性，特别是像坏死性筋膜炎这种恐怖的可能性，通常这种怀疑便会挥之不去。

史丹尼医生坐在爱丽丝的床边，对她说，她的病情、症状和检查都跟蜂窝组织炎的症状相吻合，因此蜂窝组织炎的可能性最大。他放轻了声音，继续说道，但是还有另外一种可能，尽管发生的概率微乎其微，可并非完全没有可能。他把坏死性筋膜炎这种恐怖的病症向她做了一番详细的解释。他说，这种"噬肉菌"引起的疾病死亡率很高，单靠抗生素是无法治愈的。他告诉爱丽丝："我想，你得这种病的可能性很小。这么说吧，我想你得坏死性筋膜炎的概率顶多只有 5%。"接着他又说："我们需要做切片检查来排除这种可能性。"他停顿了一会儿，让这对父女好好想想他方才说的一番话，然后向他们说明切片检查要如何做——他们会从她的脚上切下 2~3 厘米的皮肤和皮下组织，也许还得切下腿部的部分组织，请病理科医生用显微镜检查这些组织样本。

爱丽丝喊道："怎么会发生这样的事？一点道理都没有！"她简直要崩溃了。"我们还有时间，可以等等，看看抗生素是否起作用，"史丹尼医生解释说，"不过如果是坏死性筋膜炎的话，等待就是等死，越早行动，活着的机会也就越大。"爱丽丝低下头，盯着床单，不停地摇着头。

我和史丹尼医生转过头去问她父亲的意见。从刚才到现在，他都一言不发地站在女儿身边，眉头紧锁，两只手握得紧紧的，就好像是站在一艘飘摇在狂风暴雨中的小船上。他问了一些具体的细节，比如切片需要多长时间（15 分钟）、会有什么风险（这些难以启齿，为了检查组织感染而做切片，可能组织没有什么异常，切片反而会引发伤口感染）、伤口会不会留疤（不会），如果要做的话最好是什么时候做（一个小时之内）。最后，他哆哆嗦嗦地提出这个问题："如果切片检查结果是坏死性筋膜炎，你们打算怎么办？"史丹尼医生又重申了一次，他认为这个概率不到 5%，还说万一是坏死性筋膜炎，我们就必须给她动手术，"切除所有被感染的组织。"他犹豫了一下，

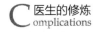
补充道："有可能要截肢。"爱丽丝大哭起来："爸爸，我不要！我不要截肢！"他父亲无奈地叹了一口气，望着远方。

近几年，我们发现自己在治疗病人时经常出错。出错率这么高，真让人沮丧。有时，我们明明知道如何做才是正确的，但还是会出现差错，我们就这样不断地重蹈覆辙。如今，我们已经开始明白，经验可能会误导我们，技术可能发生失误，另外自身能力不足也是个问题，这些都可能造成误诊。还有，知识和实践之间是有差别的。比如，我们知道用阿司匹林可以治疗心脏病人，而如果配合抗凝血剂一起服用，效果会更好。但是，在心脏病发作的病人当中，有 1/4 的病人并没能得到阿司匹林，而且有一半的病人应该使用抗凝血剂，但医生却没有开。总体上说，在美国，医生在救治病人的时候，有八成以上的治疗是按规定进行的，但是在有些地方，这个比例还不到两成。医疗规范在很多地区仍有待加强，只有加强监管，才能督促医生按照规定去医治病人。

但是，如果你身在医学界这个圈子里，或者有直接接触病人的经历，就不难发现一个更巨大、更显而易见而且更无奈的困难，那就是在医疗诊断中有太多未知的可能性。医学中有大片的灰色地带，每天我们都会徘徊于这些地带中，就像对爱丽丝这样的病人，我们不能肯定病因，因此也不知道下一步要如何做，但最终我们不得不做出决定。比如，我们发现病人得了肺炎，那么是该让他住院呢还是让他回家？背痛是要手术还是用保守疗法？病人皮肤出现红疹，哪种红疹要手术，哪种注射抗生素就行？对数不清的病例，我们都找不到明确的答案。还有很多情况，我们不知道要如何去做。曾经有一个专家小组对现实的医疗案例进行过分析调查，以三类病例为例，结果发现有 1/4 接受子宫切除的病人、1/3 接受耳膜穿孔修复手术的儿童和 1/3 植入起搏器的病人在手术后并没有得到明显的改善，也就是说，手术对这些病人几乎没有任何帮助。

没有可依据的规则和范例，于是你只好开始跟着感觉走，凭自己的第六感来做决定。有时，你可以靠自己的经验和判断力，但难免还是会陷入迷惑。

∽　　　　∽　　　　∽　　　　∽

在遇到爱丽丝的几周之前，我诊治过一个老太太。她已经90多岁了，常年被风湿病困扰。这次她来看病是因为腹部剧痛，甚至连背部也伴有疼痛。我从她口中了解到，她之前的主治医生在不久前发现她腹部有颗主动脉瘤，我立刻警惕起来。我小心翼翼地为她检查，发现她腹部有一块很大的不明物，软软的，还会滑动。迄今为止，老太太的脉搏、血压、体温等还算稳定，但我可以肯定那颗主动脉瘤随时都有可能破，前来会诊的血管外科医生也同意我的看法。我们告诉老太太，要想保命只有一个选择，就是马上动手术。我们向她解释，这是一台大手术，而且恢复的过程比较漫长，术后可能要在特护病房躺很久。出院后，她需要别人照顾，以后可能必须和孩子住在一起（现在她是一个人住）；另外，手术风险也很高，由于她的肾脏功能不太好，死亡率至少有10%~20%。老太太不知道要如何决定，于是我们请她和家人好好商量一下，15分钟后我们再回来听取他们的决定。

结果，老太太说，她不想手术，只想回家。她说，她已经活得够久了，一直以来都体弱多病，她自己也知道时日不多，遗嘱也都拟好了。老太太的亲人们都十分伤心，但她语气坚定，丝毫没有回旋的余地。我开了一些止痛药给她，30分钟后，老太太就回家了。我想，她命在旦夕。

几周后，我给她儿子打了电话，想问问她怎么样了，或者丧事办妥了没？出乎我的意料，接电话的正是那位老太太。我吃了一惊，有些口吃地向她问好。她回答道，谢谢你，我很好。一年以后，我听说她过得不错，依旧独自一人住。

∞　　　∞　　　∞　　　∞

根据 30 年来神经心理学的研究，人类的判断就像是记忆力和听力一样，常常会出现错误。我们可能高估了危险性，习惯因循守旧，太大的信息量令我们应接不暇，自身的欲望和情感因素以及事情发生的时间的影响也都会干扰我们的判断。此外，信息出现的顺序和问题形成的方式也会影响我们的判断。如果我们相信我们的训练和经验可以帮我们避免这些错误、化险为夷，那就大错特错了。我们经不起研究人员通过显微镜的审视。

很多研究表明，医生的判断存在偏差。比如，弗吉尼亚医学院在一项调查研究中发现，医生为发烧的病人做血常规时经常高估其感染的可能性，有时甚至高出 4~10 倍，如果医生近期还诊治过其他血液病人，这一比例将更高。威斯康星大学的研究人员发现，医疗中也存在沃比根湖效应 ①，大多数医生认为自己诊治病人的死亡率应该比平均值低。俄亥俄大学和凯斯西储大学医学院合作进行的一项调查研究以医疗决定的正确性与医生对自己所下判断的信心作为研究对象，他们发现两者之间没有什么太大联系。对自己的判断信心十足的医生和没有信心的医生相比，其医疗判断错误的概率基本一致。

对临床医疗决定有深入研究的医学专家戴维·埃迪回顾了一下十几年前《美国医学会杂志》刊载的一系列研究报告中的一些数据，痛心疾首地给出了一个结论："医生做的很多决定其实没有任何根据，也不能给出一个合理

---

① 出自盖瑞森·凯勒（Garrison Keillor）于 1985 年出版的小说《沃比根湖岁月》（*Lake Wobegon Days*）。据他描述，明尼苏达州有个梦幻之地沃比根湖，此地居民认为他们男的俊，女的强，小孩都很优秀。这个效应是教育体系经常出现的谬误，很多老师或校长认为自己学生的成绩都比别的学校的学生强，但这其实是错觉。——译者注

的解释，而且变幻莫测。令人感到不安的是，这种不合理的决定对有些病人的治疗并无益处，甚至有越治越糟的趋势。"

∽   ∽   ∽   ∽

但在面对未知性的时候，医生或病人除了凭感觉判断，还能怎么做呢？过了几个月，当一切都过去后，我和爱丽丝的父亲聊到了这次的经历。他有些埋怨地说："我女儿的腿只是红肿了而已，你们就通知我，她可能会死。"

他是一名厨师，开了 17 年餐馆，并在哈特福德的一家烹饪学校担任老师，在波士顿没有任何亲友。他知道我们医院是哈佛大学的附属医院，同时也明白这并不表示我们的医术有多高明，我只是当天值班的住院医生，而史丹尼医生也只是值班的主治医生。爱丽丝把决定的重任交给他，而在当时，有些细节看起来还是令人充满信心的：史丹尼医生身穿手术服，刚从手术室里出来，看起来是个经验丰富的医生，应该懂得怎么处理。说真的，史丹尼的确诊治过几个坏死性筋膜炎的病人，他很负责，不会敷衍病人，耐心十足地向病人解释一切。然而，他看起来太年轻了（史丹尼只有 35 岁），让爱丽丝的父亲不放心。

爱丽丝的父亲回想起当时的情形，那时他心里想："这可是我的宝贝女儿。难道你们这里没有更好的医生了吗？"之后，他决定了要如何做，于是转过身来，礼貌地对我们说："我想要听听其他医生的意见。"

我们接受了他的要求。这样的要求并不过分。而且眼下的情况我确实拿不太准，爱丽丝没有再发烧，而且恢复得不错。而我之所以猜测是坏死性筋膜炎，最主要的原因可能是几周前我刚巧看过这类恐怖的病例；史丹尼则认为她感染噬肉菌的概率在 5% 以下。但我们心里都明白，这只是猜测而已。（这种事情谁说得准？）我们并不能给出准确答案，（5% 以下？究竟是百分

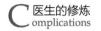
之几？）我们认为听听别人的意见也是有好处的。

但又有一个念头闪入我的脑海，其他人的意见对这对父女会有什么帮助呢？万一意见不一，我们该怎么办？如果意见一致，我们做了切片检查，会不会出现问题？这对父女在这里没有任何亲朋好友可以商量此事，甚至问我们有没有可推荐的人选。

我们建议他们向塞西尔医生征求下意见。塞西尔是本院的整形外科医生，和史丹尼一样诊治过很多坏死性筋膜炎的病例。他们接受了我们的提议，于是我去找塞西尔医生。塞西尔不久之后便到了。最终，他给这对父女的意见在一定程度上增强了他们的信心。

塞西尔是个不修边幅的人，总顶着一头乱发，白大褂上也总有签字笔的痕迹；脸不大，眼镜片却又大又厚，看起来像麻省理工学院的博士（塞西尔还真是麻省理工学院的高材生）。正像爱丽丝的父亲形容的，塞西尔看起来比较"资深"。他的诊断结果和史丹尼一样。他询问了爱丽丝病症的一切细节，并仔细检查了她的脚，最终得出结论，她得坏死性筋膜炎的可能性很小。但是，他又说，我们不能完全排除这种可能性。目前看来，只有通过切片检查来确定。

爱丽丝和她的父亲最终决定做切片检查。她一副听天由命的表情："怎样都好，我们尽快结束这场折磨吧。"后来，我把《手术同意书》拿给她签字的时候，她发现上面不只写了"左下肢切片检查"，还写着"可能有截肢的风险"这些字眼，看到这些，她控制不住自己的情绪，不禁哭了起来。我们离开病房，让她和父亲单独静一静，最终，她在《手术同意书》上签了字。由于情况紧急，我们马上把她推入手术室。她父亲在护士的带领下走到休息区等候。他给爱丽丝的母亲打了电话，之后就一直低着头坐在椅子上，静静地为他的女儿祈祷。

医疗决策树

事实上，决定的方式还有另外一种，叫决策分析，医学界中有一小部分人极力提倡这种做法。决策分析的原则很简单，在企业和军事方面已经应用了一段时间。你可以用一张纸或电脑，把所有的选择项和每一种选择会导致的结果罗列出来，画出一棵决策树，然后根据已有的信息评估每一种结果可能发生的概率，如果没有可参考的依据，就大致估算一下。然后再考虑病人所期望的结果，或是哪一种选择对病人来说更好，拿每一种可能的结果与之对比，做一个估算。最后，再把每一种选择的数值相乘，计算出"期望效用"，选出最高的那一种。这种做法有明确、合乎逻辑的依据，并非一味凭直觉去做决定。我们建议50岁以上的妇女每年都拍一次乳房X线照片，正是通过决策分析后决定的；美国在墨西哥经济陷入困境的时候决定不给予帮助，也是运用这个方法得出的结论。提倡决策分析的专家说，在为每一个病人做决定的时候，医生都应该参照这个方法。

最近，我根据爱丽丝的情况，试着画出了她的决策树。我们的选择其实只有两种，要么做切片，要么不做切片。然而，对应的结果却很复杂：不做切片，病人可能安然无恙；不做切片，在后期诊断出来并进行手术，最终病人安然无恙；不做切片，病人可能死亡；做了切片，可能留下伤疤；做了切片，治疗中出现偏差；做了切片，发现是坏死性筋膜炎，截肢，最终导致死亡等。我列出了所有可能的结果，决策树看起来就像是一片杂乱的树丛。在估算可能性的时候，我想到了命运这个问题，就觉得前途未卜。我尽可能搜集大量文献报告，但有些地方还是找不到确凿的依据，需要我们自己去猜测；即使和爱丽丝讨论过，我还是很难判断她希望的到底是哪种结果；还

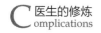
有，如果病人最后安然无恙，这与死亡相比是要好 100 倍、1 000 倍还是 1 000 000 倍呢？即使这样，决策专家认为，有些重要的条件应该被优先考虑，如果医生只是依靠本能做出决定，是违背道德的。

事实证明，要做出正确的分析，基本上需要花费几天的时间，但是我们在做医疗决定时通常只有几分钟可以考虑；不同决策者的意见差距也很大。但是总体上说，决策分析还是提示了我们一点，根据决策树，我们不应该为病人做切片手术。坏死性筋膜炎的发病概率太低了，即使我们很早就发现的确是坏死性筋膜炎，最后的结果可能也不会有太大差别。根据逻辑推断，切片检查并不合理。

我们有了这样的认知，之后要怎么做呢？我也不知道。我们当时没有采用决策分析的意见，而是直接把爱丽丝推进了手术室。

∞   ∞   ∞   ∞

麻醉科医生给爱丽丝注射了麻醉剂，护士在她的腿上涂上消毒药水，从脚趾一直涂到臀部。史丹尼医生用一把小号手术刀在她脚上长水泡的地方切下了长 2~3 厘米的一小块皮肤，包括皮下组织和一小部分肌肉，然后把这块皮肤组织样本放入装有生理盐水的瓶子里，火速送到病理学专家那里请他检查。接下来，我们在她红肿的小腿中央又切下另一块皮肤组织，这次切得更深一些，一直切到肌肉，之后又立刻送到病理科。

切开她的皮肤之后，猛一看没有任何问题：脂肪是黄色的，跟正常的颜色一样，肌肉是健康有光泽的红色，由于切割的关系出了一点血。但是，我们用钳子的前端碰触她的小腿的时候，一下子就陷进去了，就好像是细菌已经为我们开好了这条路一样。虽然现在下结论还为时过早，但史丹尼还是低声咒骂了一句："该死！"他摘下手套，到病理学专家那儿去查看结果，我随他一起去，留下爱丽丝在手术室中沉睡，由另一名住院医生和麻醉科医生看护。

紧急的病理检查是做冷冻切片。沿着走廊一直走，没走多远就能看到冷冻切片室。切片室很小，跟一般的厨房差不多大，中间有张齐腰的实验台，上面摆着一块黑色石板和一罐液态氮，病理学专家在这里将组织迅速冷冻起来。靠墙边有一台组织切片机，可以把冷冻后的组织做成显微切片。我们进去的时候，他已经做好了切片。他把切片放到显微镜下，按照规定的步骤，先用低倍镜观看，再使用高倍镜。这时候我们帮不上什么忙，只能走来走去，等待检查结果。时间在不知不觉中一分一秒地流逝。

"我不敢肯定。"病理学专家小声地说道，眼睛仍没有离开目镜。他说，他看到的所有迹象都与坏死性筋膜炎的特征相符，但他也不能百分之百地肯定，他决定与皮肤科医生协商、讨论。20分钟后，皮肤科医生才赶来。他目不转睛地观察了5分钟，我们感到越来越不安，最后他得出结论："没错，是坏死性筋膜炎。"他说，他在深层组织里发现了逐渐开始坏死的部分，而蜂窝组织炎不会出现这种情况。

史丹尼医生去找爱丽丝的父亲，他走到拥挤的家属等候区，爱丽丝的父亲看起来很不安，看到史丹尼医生凝重的表情后，情绪有些激动。史丹尼领他来到旁边的空房间，关上门，告诉他，爱丽丝得了坏死性筋膜炎，我们必须立刻采取措施。接着史丹尼医生又说，他没有把握救得了她，也许需要截肢，也许……但是必须要为爱丽丝进行手术，看看她的腿被细菌侵蚀到什么程度，再计划下一步要怎么做。爱丽丝父亲的内心防线崩溃了，他痛哭流涕，久久说不出话来。史丹尼也感到很难过。最后她父亲说："你们想怎么做就怎么做吧。"史丹尼点点头，转身离开。爱丽丝的父亲打电话通知她母亲。她母亲听后沉默了片刻，然后失声痛哭。后来他说："我一辈子也忘不了电话那

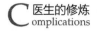
头传来的声音。我找不到任何词去形容。"

∽　　　　　∽　　　　　∽　　　　　∽

医疗上的决定是错综复杂的。当你遇到三岔口的时候，很难决定要走哪一条，但是又不得不选择其中的一条路。眼前最重要的问题就是，下一步要怎么办？手术时，整形外科的塞西尔医生也参与了进来，他和史丹尼合力把爱丽丝的脚部皮肤切开，从脚趾到脚踝，再向上切，一直切到膝盖下方，如此一来，我们便可以看到整个情况到底是怎么样的了。

现在，我们差不多可以看到全部情况了。她的脚和大部分小腿的肌肉外层已经变黑、坏死，黑棕色的血水渗出，隐隐约约散发出恶臭。（后来，更进一步的切片检查结果证实，A 群链球菌正以惊人的速度侵蚀她的腿。）

"我打算做膝下截肢（BKA，也就是切除膝盖以下的部分），"史丹尼说，"甚至考虑过膝上截肢（AKA，就是大腿以下全部切除）。"无论他做的是什么决定，都没有人会责怪他，但他有些犹豫。他说："她还这么年轻。也许这么说显得很无情，如果今天这个病人已经 60 岁，我们就不必考虑这么多，直接切除整条腿就可以了。"我想，史丹尼之所以这么说，一个原因是出于同情，不忍心这么做，毕竟爱丽丝才 23 岁，怎么可能面不改色地把这个漂亮姑娘的腿全部切除？但是这种妇人之仁也许会干扰判断。另一个原因可能是出于本能，考虑到她这么年轻、健康，也许只需要切除感染部位（即做清创），再做保守治疗，就能治愈。但是，她腿上的细菌是人类已知的细菌中最致命的，能冒这个险吗？思前想后，最终他还是决定做清创，保留她的腿。

史丹尼和塞西尔费尽心力，用剪刀和电烧忙了两个小时，又切又割，把肌肉外面的筋膜层切下来，从脚趾一直到小腿，他们差不多把 3/4 的组织都切开了。他们打开她的大腿筋膜，发现她的大腿筋膜看起来粉粉白白的，很正常，应该没有感染坏死。他们在她的腿上浇了两公升的生理盐水，希望能冲掉她腿上的所有细菌。

直到手术结束，爱丽丝的情况还算稳定，血压正常，体温 37.2℃，血氧饱和度正常，被细菌侵蚀最严重的组织已被完全切除。但她的心跳速度有些快，每分钟 120 次，这可能是细菌感染引起的全身反应。她的脚看起来仍然不太好，皮肤因为感染而通红、发烫。

史丹尼对这样保守的手术并没有感到后悔，但我可以轻易感觉到他的不安。他和塞西尔商量，打算下一步进行另一种疗法，高压氧治疗法，就是把爱丽丝送进高压氧舱中进行治疗（有时人们潜水时浮出水面过急，就会得减压症，于是便会利用高压氧舱进行治疗）。这个疗法听起来有些夸张，但还是有些道理的：利用氧气提高免疫细胞的战斗力，从而抵抗细菌的侵袭。如果在高压氧舱中持续待几小时，组织中的氧气浓度便会明显提升。塞西尔曾利用高压氧治疗法诊治过几个烧伤伤口深度感染的病人，效果很好。然而，还没有研究证明高压氧治疗法可以治愈坏死性筋膜炎。可如果高压氧治疗法有疗效呢？这个想法马上得到了大家的支持，至少，这么做起码不会有害处。

我们医院没有高压氧舱，但波士顿的另一家医院有。有人去打电话联系，几分钟之后，对方同意了，我们便计划派一个护士护送爱丽丝去那里做治疗，让她在 2.5 个大气压的高压氧舱内待两个小时。我们给她的伤口盖上一层湿纱布，防止组织脱水，然后用白色绷带把她的腿包扎起来。离开手术室后，在出发之前，我们先把她安置在特护病房，确保她的情况稳定。

晚上 8 点，爱丽丝终于苏醒过来，醒后她觉得疼痛难忍，并有恶心的感觉。看到周围聚集了一大群医生和护士，她马上意识到自己可能出事了。

"天呐，我的腿！"

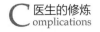
　　她伸手去摸自己的腿。由于惊吓过度，她一时没摸到自己的腿。渐渐地，她相信自己的腿还在。她看到了，并且摸到了，也能适当地活动一下腿。史丹尼医生扶住她的肩膀，向她解释手术中发现的问题，他是怎么处理的，还有接下来要做哪些事情。她咬紧牙关，勇敢地听完了这一切。她的父亲一直陪在她身边，看起来也被吓得不轻。爱丽丝用床单把脚盖好，看了一眼身旁的医疗仪器，上面的绿灯和红色灯不停地闪动着，她凝视着手臂上挂着的点滴，淡淡地说道："好的。"

　　她形容说，高压氧舱就像是个"玻璃棺材"，里面有个窄窄的床垫，躺上去之后，手臂只能伸直或是交叉放在胸前。脸正上方 30 厘米左右的地方有一块厚厚的板子，头顶就是旋紧的舱门。压力增加时，她的耳膜有胀痛感，像是在潜水一样。医生告诉她说，压力大到某一个程度时，她可能会被困在里面，一时半会儿出不来。这时即使呕吐也不能马上打开舱门，只能等压力慢慢降低时才可以开舱门，否则可能会因减压症而死亡。以前有个病人在舱内突然发生痉挛，但是差不多过了 20 分钟，他们才能帮他打开舱门。她躺在这个密闭的空间里，觉得自己与世隔绝了，独自一人承受这一切，她心想，这里只有我和细菌了。

　　第二天早上，我们又把她送进手术室，检查一下细菌是否又扩散了。的确如此，细菌又抢先一步。她的脚和小腿正面的皮肤已经变成黑色，表明已经坏死，必须切除；先前没切除的筋膜边缘也都坏死了，不得不一并切除。幸运的是，她的肌肉还有一线生机，包括脚内部的肌肉，此外，她的大腿也保住了。爱丽丝没有再发烧，心跳也恢复正常了。我们再次用湿纱布把她的伤口包扎起来，送她去做高压氧治疗，并增加强度，一天做两次。

　　结果，我们在 4 天内为她做了 4 次手术。每一次，我们都会切下一部分感染组织，渐渐地，我们要切除的感染组织越来越少。第三次手术的时候，我们发现她腿部的红肿情况已有明显好转；第四次手术时，她的腿已经完全不红了，我们可以看到伤口长出新的、粉红色的组织。这时，史丹尼才敢肯定爱丽丝的命保住了，还有她的腿和脚也是。

难以言喻的直觉

当我们不知道要怎么办的时候，直觉有时可以帮助我们。这并非是靠逻辑推理出来的结果，但也不能完全说是靠运气。

认知心理学家加里·克莱因（Gary Klein）致力于研究那些时常要面对不确定性的人们。他曾描述过一个消防队长的经历。有一次，一座平房失火了，这个消防队长带着手下的消防队员冲入火场。这次的火灾看起来和以往遇到的情况没什么两样，他带领队员拿着水管从前门突入，在后面的厨房遇到了大火。他们拼命浇水灭火，但火势依然不减。他们再把水开到最大，依然扑灭不了它。突然，队长下令大家立刻撤退，不能再待在屋内。大家都感到很奇怪，队长也说不上原因，就是觉得不对劲。他们刚跑出去，方才站的那块地板就塌陷下去。原来火源在地下室而不是厨房。如果他们再多待几秒钟，就要葬身火海了。

人类自身有一种能力，可以判断如何行事。克莱因指出，判断很少是经过计算、衡量一切之后的结果（计算本来就不是我们的强项），而是一种无意识的思维。那位消防队长反思了那次的事件之后告诉克莱因，他当时完全没有预料到会是这样的结果，他自己也不清楚为什么让队员撤退。那次火灾的确有点与众不同，但他当时并没有察觉到这些，只是凭运气或者说第六感下了决定。克莱因追问了那次火灾的一些细节后，发现有两个因素可能是让他选择撤退的原因，但是队长本人当时并没有注意到。一点是客厅特别热，

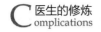
一般房子如果是后面的厨房失火，客厅温度不会这么高；另一点是火燃烧时并没有发出声音，和平时不太一样。队长可能察觉到了这些不同，或许还有其他原因，迫使他立刻下令大家撤退。事实上，有时想太多反而会造成不好的结果。

我第一次看到爱丽丝的腿的时候，自己也不是很清楚到底哪里不对劲。同样，爱丽丝可以侥幸不截肢的原因是什么，我们也不知道。虽然直觉并不可靠，而且在事件过后，我们如果认真反思，当时的选择还是说得通的，但让人百思不得其解的是，在当时紧迫的情况下，怎么会有人想到这些？另外，要根据什么去判断医生的直觉是否正确、会不会误导病人？

达特默斯的杰克·温伯格（Jack Wennberg）医生研究医疗决定已近 30 年，但他不像克莱因从细节入手，而是纵观大局，审视美国医学界的整体表现。他发现，不同医生的做法通常有很大区别，甚至有些不可思议。他的调查研究表明，同样是胆囊问题，医生选择要不要做胆囊切除术，差异指数可能高达 270%；装置人工髋骨的差异则有 450%；病人走到生命尽头的时候，是否要送病人进特护病房的差异性更高达 880%。例如，住在加州圣巴巴拉市的病人中，因背痛而进行手术的人数要比纽约布朗克斯区的病人人数多 5 倍。这主要是受未知性的影响，另外医生个人的经验、习惯和本能也是造成这种差异的因素。

这种事有道理可寻吗？以爱丽丝为例，治疗中的变数太多了，上哪一家医院，看哪一位医生，甚至包括诊治的时间是什么时候（我是在上一次看到坏死性筋膜炎的病人之前还是之后遇到她的；是凌晨 2 点还是下午 2 点；是我忙碌还是空闲的时候）。不同的医院会有不同的治疗方法，有的可能只给她打抗生素，有的会给她做截肢，有的可能为她做清创手术——怎么会有这么多种疗法？

针对这种问题,有人提出两种改革方案。一种是减少医学中的不确定性。不是通过研究新药或新方法(这些领域已得到了巨额的经费),而是把研究重点放在医生和病人每天做的重要决定上(相对来说,这方面得到的经费太少了),致力于探索医学中的不确定性(毕竟,人类的生理结构和病症本来就十分复杂)。另外一种方案是,医生应该事先料想到,面对不确定的情况要如何处理。防患于未然,就相当于是群体决定。

但是,后面这个方案不太现实,因为这与医生的个人主义相违背。医生相信自己的个人能力,知道怎么做才对病人最好。对相同的问题,医生处理的方式却存在巨大的差异,这与个人习惯相关。每天,在未知情况下做决定的我们,仍然坚信自己的做法是对的。不管我们有多少次判断失误,每一个人都可能遇到像爱丽丝那样的病人—— 一个我们只能凭直觉治疗的病人。

∞　　　∞　　　∞　　　∞

我再看到爱丽丝是在一年后。我开车经过哈特福德,便顺道去她父母家看望她。她们家的房子是一栋浅灰色的、很有特点的建筑,宽敞、干净而明亮,还养了一只看起来笨笨的小狗,花园里种满了鲜花。爱丽丝在医院待了12天便出院了,搬去和父母同住,在家静养。本想暂住一段时间,结果这一住就离不开了。她说,想过得舒适一些,还是在父母身边最好。

她的脚经过一段时间的疗养已经痊愈了,这点在我的意料之中。最后一次给她手术的时候,我们从她的臀部取下一块长宽各15厘米的皮肤,为她腿部的伤口做植皮。她拉起运动裤的裤腿给我看,说:"看,小意思啦。"

当然,伤口说不上漂亮,但在我看来已经很不错了。差不多和我的手掌一样宽、长长的一道伤疤从膝盖一直延伸到脚趾。伤口处皮肤的颜色会略微白一些,而且边缘有些突出,因为植皮的关系,她的脚和脚踝看起来比一般人要大一些，但她的伤口不像有些人那么突兀。另外，她植皮部位的皮肤柔软而有弹性，不会很紧绷，也不会起皱。由于植皮，她的臀部被取掉皮肤的那一部分很红，但现在颜色已经逐渐变淡了。

但她要想正常行走、跑步，还需要一个漫长的过程。刚出院的时候，她发现她连站的力气都没有，肌肉酸痛无力，刚站起来便摔倒了。元气逐渐恢复之后，她开始可以站立，但还不能行走。由于神经损伤，她的脚部功能有些迟钝，前脚掌翘不起来。她去找史丹尼医生，医生告诉她说，这辈子她可能只能这样了。经过几个月的积极的康复治疗，她终于可以用脚跟或脚尖走路了，我去看她的时候，她已经可以跑步了。现在她已经开始工作，在哈特福德一家保险公司做行政助理。

想起那场病，爱丽丝仍然心怀恐惧。她不知道这细菌是如何找上她的，也许是婚礼前一天她去一家不太正规的美容院泡脚、修指甲的结果，也许是在礼堂外的草地上赤脚跳舞的结果，也可能是在自己家的某个地方感染上的。之后，每次割伤或发烧，她都担心得不得了。她再也不去游泳了，也没再泡过澡，淋浴的时候也尽量避免让脚碰到水。家人计划带她去佛罗里达玩，但一想到离自己的医生那么远，她就有些不安。

得病和存活的概率都让她摸不到头脑。她说："起初，他们说，得这种病的概率几乎为零，大概是 1/250 000。偏偏我就得了。之后，他们又说，我能战胜这种细菌的概率也很低，但我却活过来了。"如今，她问医生，她会不会再被噬肉菌盯上。医生还是回答，概率很小，跟以前说的一样，差不多是 1/250 000。

她说："听了这话，我还是很担心。"我们坐在她家客厅的沙发上聊着天。她的手放在腿上，阳光照射在她后面的窗台上。"我不信我一定不会再得这种病，而且我也不再相信我不会得什么其他的怪病或是罕见的病症，也不再天真地认为我认识的人不会得这种病了。"

在医学世界里，我们不得不面对各种可能性。我们之所以被这门不完美的科学所吸引，是因为我们迷恋可以妙手回春的那一刻——我们抓住每分每秒，用自己的知识、能力去改变一个人一生的命运，让这个人过得更好。在现实生活中，我们也许会遇到一个刚被诊断出得了癌症、陷入极度悲伤的女人，或者是一个伤势严重、血流不止、呼吸困难的病人，或是有一条腿又红又肿的 20 岁的女孩，同事会来征求你的意见。我们不知道自己能否抓住时机改变眼前糟糕的局面，也不知道我们所做的决定对病人是否有利。有时，成功实在出乎我们的意料。虽然不一定每次都能成功，但总会有成功的时候。

我和爱丽丝随意聊着，聊到她在哈特福德的男友（他是工厂技术人员，然而他最感兴趣的其实是高压电），还聊到了她最近看的电影，另外她发现自己在经历过那样可怕的事情之后，对任何事情都不会再大惊小怪了。

"我觉得自己变得更勇敢了，"她说，"我能深切感受到自己还活着，这感觉真好。"

"我也变得更快乐，会从另一个角度去看待事情，"她继续说，"有时，我觉得更有安全感。毕竟，我挺过来了。"

那年 5 月，她去了佛罗里达。某一天，风平浪静，酷热难耐，她站在海岸边。她先脱下一只鞋，踩到水里，接着脱下另一只鞋，她终于克服了自己的恐惧心理，跳入海中，尽情地游泳。

她说，那里的海太美了。

未来，属于终身学习者

我这辈子遇到的聪明人（来自各行各业的聪明人）没有不每天阅读的——没有，一个都没有。巴菲特读书之多，我读书之多，可能会让你感到吃惊。孩子们都笑话我。他们觉得我是一本长了两条腿的书。

——查理·芒格

互联网改变了信息连接的方式；指数型技术在迅速颠覆着现有的商业世界；人工智能已经开始抢占人类的工作岗位……

未来，到底需要什么样的人才？

改变命运唯一的策略是你要变成终身学习者。未来世界将不再需要单一的技能型人才，而是需要具备完善的知识结构、极强逻辑思考力和高感知力的复合型人才。优秀的人往往通过阅读建立足够强大的抽象思维能力，获得异于众人的思考和整合能力。未来，将属于终身学习者！而阅读必定和终身学习形影不离。

很多人读书，追求的是干货，寻求的是立刻行之有效的解决方案。其实这是一种留在舒适区的阅读方法。在这个充满不确定性的年代，答案不会简单地出现在书里，因为生活根本就没有标准确切的答案，你也不能期望过去的经验能解决未来的问题。

而真正的阅读，应该在书中与智者同行思考，借他们的视角看到世界的多元性，提出比答案更重要的好问题，在不确定的时代中领先起跑。

湛庐阅读App：与最聪明的人共同进化

有人常常把成本支出的焦点放在书价上，把读完一本书当作阅读的终结。其实不然。

时间是读者付出的最大阅读成本

怎么读是读者面临的最大阅读障碍

"读书破万卷"不仅仅在"万"，更重要的是在"破"！

现在，我们构建了全新的"湛庐阅读"App。它将成为你"破万卷"的新居所。在这里：

● 不用考虑读什么，你可以便捷找到纸书、电子书、有声书和各种声音产品；

● 你可以学会怎么读，你将发现集泛读、通读、精读于一体的阅读解决方案；

● 你会与作者、译者、专家、推荐人和阅读教练相遇，他们是优质思想的发源地；

● 你会与优秀的读者和终身学习者为伍，他们对阅读和学习有着持久的热情和源源不绝的内驱力。

从单一到复合，从知道到精通，从理解到创造，湛庐希望建立一个"与最聪明的人共同进化"的社区，成为人类先进思想交汇的聚集地，与你共同迎接未来。

与此同时，我们希望能够重新定义你的学习场景，让你随时随地收获有内容、有价值的思想，通过阅读实现终身学习。这是我们的使命和价值。

本书阅读资料包

给你便捷、高效、全面的阅读体验

本书参考资料

☑ **参考文献**
为了环保、节约纸张，部分图书的参考文献以电子版方式提供

☑ **主题书单**
编辑精心推荐的延伸阅读书单，助你开启主题式阅读

☑ **图片资料**
提供部分图片的高清彩色原版大图，方便保存和分享

相关阅读服务

☑ **电子书**
便捷、高效，方便检索，易于携带，随时更新

☑ **有声书**
保护视力，随时随地，有温度、有情感地听本书

☑ **精读班**
2~4周，最懂这本书的人带你读完、读懂、读透这本好书

☑ **课 程**
课程权威专家给你开书单，带你快速浏览一个领域的知识概貌

☑ **讲 书**
30分钟，大咖给你讲本书，让你挑书不费劲

湛庐编辑为你独家呈现
助你更好获得书里和书外的思想和智慧，请扫码查收！

（阅读资料包的内容因书而异，最终以湛庐阅读App页面为准）

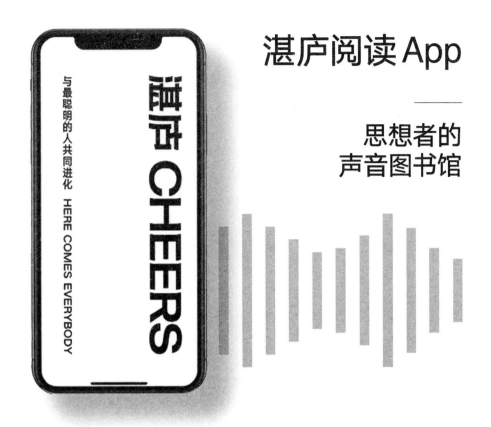

湛庐阅读 App

思想者的声音图书馆

倡导亲自阅读

不逐高效，提倡大家亲自阅读，通过独立思考领悟一本书的妙趣，把思想变为己有。

阅读体验一站满足

不只是提供纸质书、电子书、有声书，更为读者打造了满足泛读、通读、精读需求的全方位阅读服务产品 —— 讲书、课程、精读班等。

以阅读之名汇聪明人之力

第一类是作者，他们是思想的发源地；第二类是译者、专家、推荐人和教练，他们是思想的代言人和诠释者；第三类是读者和学习者，他们对阅读和学习有着持久的热情和源源不绝的内驱力。

CHEERS

以一本书为核心

遇见书里书外，更大的世界

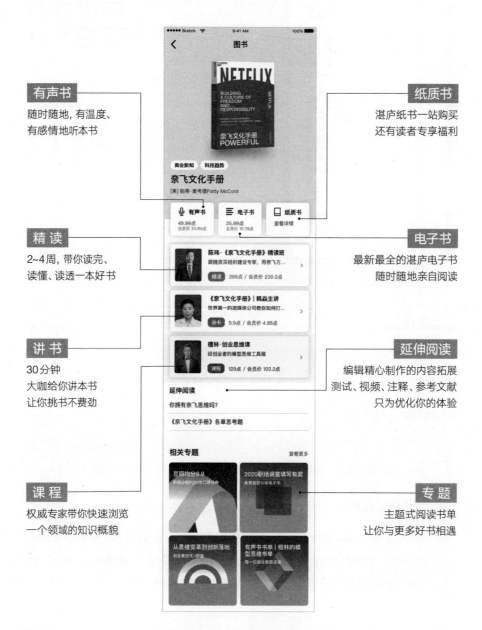

有声书

随时随地，有温度、
有感情地听本书

精读

2~4周，带你读完、
读懂、读透一本好书

讲书

30分钟
大咖给你讲本书
让你挑书不费劲

课程

权威专家带你快速浏览
一个领域的知识概貌

纸质书

湛庐纸书一站购买
还有读者专享福利

电子书

最新最全的湛庐电子书
随时随地亲自阅读

延伸阅读

编辑精心制作的内容拓展
测试、视频、注释、参考文献
只为优化你的体验

专题

主题式阅读书单
让你与更多好书相遇

图书在版编目（CIP）数据

医生的修炼：在不完美中探索行医的真相 /（美）葛文德著；欧冶译 . —杭州：浙江人民出版社，2015.8（2022.1重印）

ISBN 978-7-213-06791-4

Ⅰ .①医… Ⅱ .①葛… ②欧… Ⅲ .①社会医学–研究 Ⅳ .①R1

中国版本图书馆 CIP 数据核字（2015）第 157284 号

浙 江 省 版 权 局
著作权合同登记章
图 字：11-2015-46 号

上架指导：社会科学 / 医学

医生的修炼：在不完美中探索行医的真相

作　　者：［美］阿图·葛文德　著

译　　者：欧冶　译

出版发行：浙江人民出版社（杭州体育场路347号　邮编　310006）

　　　　　市场部电话：（0571）85061682　85176516

集团网址：浙江出版联合集团　http://www.zjcb.com

责任编辑：金　纪

责任校对：陈　春

印　　刷：天津中印联印务有限公司

开　　本：710mm × 965mm 1/16　　　　印　　张：16.5

字　　数：19.6万　　　　　　　　　　　插　　页：3

版　　次：2015年8月第1版　　　　　　印　　次：2022年1月第17次印刷

书　　号：ISBN 978-7-213-06791-4

定　　价：49.90元